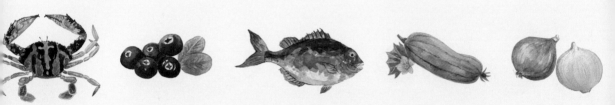

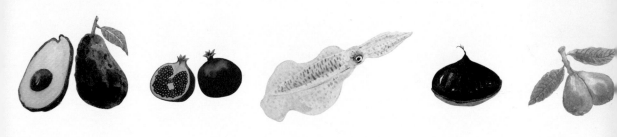

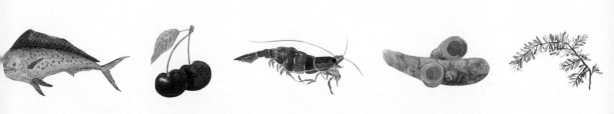

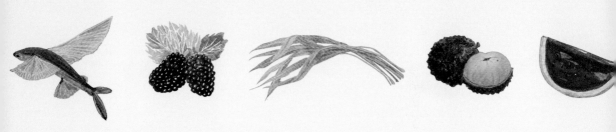

★亞洲美食天王 **陳鴻** 睽違十年最新著作

陳鴻上菜
Home Style

健康鴻食代，反璞歸真

粗糧煮意

節氣養生

作者／陳鴻 & 周祥俊

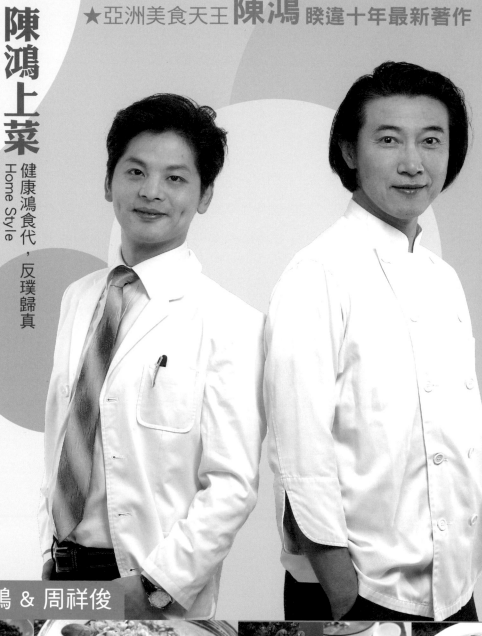

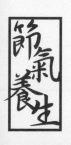

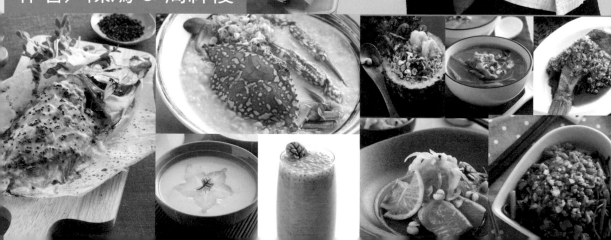

那碗療癒身心的十穀粥　　陳鴻

　　有一回，大陸電視台邀請我主持節目，我鬥志高昂地從台北飛到上海，想不到才下飛機沒多久，身體就開始不對勁了！原本以為只是水土不服，休息一下就會好，可是腹痛感卻愈來愈強烈，痛到我臉色慘白、全身冒冷汗，連腰都直不起來！到醫院掛急診，確認是急性闌尾炎發作，主治醫生建議我立刻住院開刀。

　　然而新節目幾天後就要開錄了，大家都在等我，怎麼能在這種緊要關頭開刀？雖然痛，但我還是勉強硬撐，只打了幾劑針藥。也許是意志力太過堅強，也許是運氣真的不錯，原本高燒的體溫，竟然漸漸降下來，疼痛感也稍稍減輕了。摯友周醫師前來會診，他評估我已經脫離最危險的時期，並不一定要立刻動刀，於是就把我帶回家就近照護。

　　感謝周醫師的細心照料，在他視病如親、體貼入微的照顧下，讓身心焦慮失調的我，得以漸入佳境。不但幸運逃過開刀的劫數，甚至在兩天內便可下床走動。慈祥的周伯伯，還親手為我煮了一碗十穀粥，用的是自家黃金比例和配方，把各種穀麥加上乾果，調製出最適合滋養修復的料理。吃下肚，就像是幫胃敷上了一層保護膜，讓病體能快速吸收、復原。

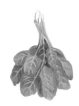

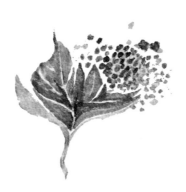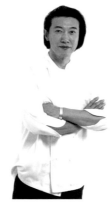

　　病中的我，剛開始吃不出什麼味道。周伯伯說：「生病了，吃東西會沒味道，不打緊，咱們慢慢吃。當你覺出味道時，身體也就好起來了。」食療同源，原來就是這個道理，讓你一邊吃，一邊療癒著。兩天內，我就漸漸有了體力；一週內，感覺身體已經慢慢扶正，開始有活力去從事各種工作了。

　　這場突如其來的病痛，讓我體認到人的身體竟是如此脆弱，也讓我學會感恩，感謝周遭所有的人、事、物。感念這碗上海老克勒有底蘊的養生十穀粥，教會我如何從看似平凡無奇的穀麥粗糧當中，去品嘗出富含生命力的「正味」。老一輩常說：「人是鐵，飯是鋼。」但現代卻有太多積非成是的觀念，以為不吃飯、不吃五穀雜糧，就能減肥塑身。事實上，粗糧擁有更完整的食物營養，對我們的健康絕對有正面幫助。

　　在經歷這次的經驗後，觸動了我想要向世人傳達「天生天養」、「食療同源」、「粗糧養生」的好觀念。《心經》有「五蘊皆空」的說法，正好對應現代人「五感喚醒」的能力。感謝這碗功夫粥，不僅讓我身體細胞活化，讓所有感知重新啟動，也讓我再一次被自己強韌如草根般的生命力，感動到久久不能自已！

陳鴻上菜 粗糧煮意

目錄

6　出版緣起

14　推 薦 序　　張玲玲（格林文化出版副總經理）

16　推 薦 序　　林家昌（首都飯店董事）

18　推 薦 序　　郭家宇（台北假日飯店行政副主廚）

20　作 者 序　　健康鴻食代，反璞歸真 Home Style

22　粗糧家族介紹

23　書中使用到的粗糧索引

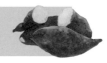

24　春季總論

26　立春篇

28　周醫師健康加油站

31　味噌燕麥紅目鰱（內山姑娘要出嫁）

33　白帶魚眉豆小米粥（白浪滔滔）

34　全穀養生地瓜煎餅沙拉（放洋的孩子）

35　鰹魚風味黑豆大根煮（白玉甘露煮）

36　麻油烏魚芥菜湯（阿爸的烏拉拉）

37　五穀蜜棗草莓果汁（小紅帽）

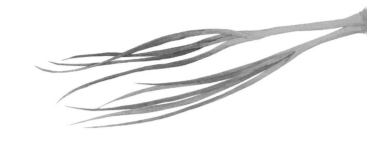

40 雨 水 篇

42　周醫師健康加油站

45　紅藜麥山藥蒸鮭魚（魚水之歡）

47　小米甘藷粉蒸肉（青春的肉體）

48　味噌蕎麥孟宗筍（我愛聖結石）

49　紅藜野菇飛魚卵歐姆蛋（歐麥嘎）

50　銀耳雪蓮枇杷羹（不老青春露）

51　五穀芹菜蘋果精力湯（五穀活力飲）

52 驚 蟄 篇

54　周醫師健康加油站

57　鮭魚薏仁佐橙香洋蔥（傷心太平洋）

59　糙米福菜豬肉燜桂竹筍（山中傳奇）

60　韭菜五穀石蚵煎（石蚵傳奇）

61　雞汁小米櫻花蝦水蓮（水車姑娘）

62　南瓜蘋果板栗濃湯（仙度瑞拉馬車濃湯）

63　五穀酪梨奶昔（酪神傳）

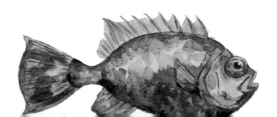
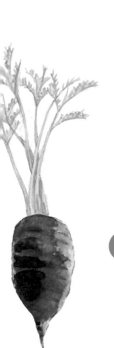
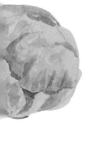

66 **春分篇**

68　周醫師健康加油站

71　番茄蘆筍酸湯海鯛魚（桃太魚次郎）

73　花蟹玉米糙米粥（花葵煮海）

74　蔓越莓薏仁蜜地瓜（遍地是黃金）

75　味噌紅藜長豇豆（元氣沙拉）

76　眉豆排骨蛤蠣湯（美眉馬力夯）

77　爆米香蕉奶泡鳳梨汁（美到冒泡）

78 **清明篇**

80　周醫師健康加油站

83　五穀迦納莧菜羹（迦納之旅）

85　泰式薑黃糙米菠蘿炒飯（泰皇養生飯）

86　櫻花蝦地瓜紫米煎餅（鳥巢穀立方）

87　黃豆豆芽煮鹿尾菜（和平島的獨白）

88　五穀甘藷奶昔（黃金地骨露）

89　鳳梨胡蘿蔔山粉圓（活力四射）

92 **穀雨篇**

94　周醫師健康加油站

97　飛魚卵紅藜蘆筍（小家碧玉）

99　白果五穀金槍魚（玉璽）

100　梅香番茄路喬漬（無奈的林黛玉）

101　五穀野蔬西瓜卷（國王的新衣）

102　眉豆牛蒡燉鴨湯（鴨子划水）

103　五穀南瓜玉米汁（黃金比例自然甜）

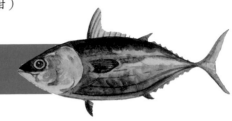

104　夏季總論

106　立夏篇

108　**周醫師健康加油站**

111　白帶魚薏仁煮瓠瓜（鮮到掉眉）

113　五穀養生蘋果蝦鬆（輕輕鬆鬆）

114　紅米胡麻美人腿（乾式水中芭蕾）

115　糙米豆腐瓠瓜封（墓誌銘）

116　空心菜芡實排骨湯（總統的私房菜）

117　桂花荔枝薏仁羹（歸去來兮）

120　小滿篇

122　**周醫師健康加油站**

125　小米蒜蒸石狗公（美人魚的復仇）

127　和風生菜鬼頭刀（和風奈夫沙拉）

128　櫻花蝦薏仁燉煮瓠瓜（沙漠綠舟）

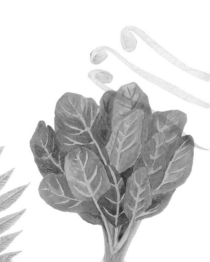

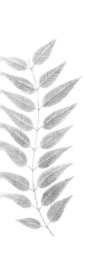

129　胡麻柴魚涼拌豆腐秋葵（神奇的魔術方塊）

130　馬告綠竹筍排骨湯（勇士的呼喚）

131　小米楊枝甘露（小米來了！）

132 芒種篇

134　**周醫師健康加油站**

137　白果麥仁中卷米糕（可圈可點）

139　小米蒜酥白帶魚（算你好運）

140　紅藜野筍素蒸果（蛋黃哥的表哥）

141　五穀雜糧粽（粽中之重）

142　五穀粉玉米濃湯（菊花臺黃金粥）

143　薏仁綠豆荔枝露（春風露華濃）

146 夏至篇

148　**周醫師健康加油站**

151　土魠魚起司小米飯（脫口罩燉飯）

153　櫻花蝦竹筍五穀炊飯（養生稻香飯）

154　五穀米絲瓜盅（翡冷翠）

155　越式紅藜櫛瓜春捲（深藏不露）

156　馬告薑絲小卷湯（泰雅情懷）

157　豆乳桑椹香瓜汁（報恩什穀汁）

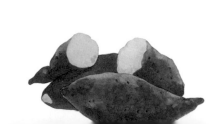

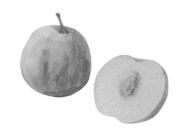

158 小暑篇

160 周醫師健康加油站

163 糙米蓮子獅子頭（河東獅吼）

165 紅麴南瓜粉蒸肉（阿鴻不老小鮮肉）

166 糙米魚香茄子（糙香茄子）

167 南瓜乳酪醬佐雜糧麵包（貴婦的 Brunch）

168 芡實玉米海菜蓮藕湯（藕們都是一家人）

169 芝麻五穀洋香瓜汁（喜氣洋洋）

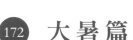

172 大暑篇

174 周醫師健康加油站

177 海鮮軟絲玉米黃金粥（東海龍王粥）

179 蓮藕花生糙米石榴包（三太子石榴包）

180 五穀養身饅頭（給力的拳頭）

181 糙米魚汁空心菜（穠纖合度）

182 杏仁五穀豆漿飲（我愛傻白甜）

183 大麥決明子牛蒡飲（汁去搭又不礙事飲）

184 日本料理王 PK 賽
從阿鴻上菜到被譽為華人之光、天才主廚的歷程

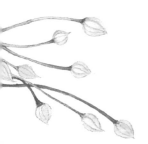

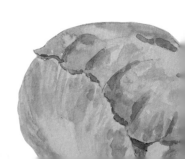

反璞歸真的粗糧煮意

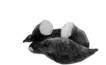

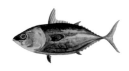

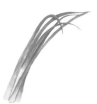

跟陳鴻結緣，肇始於2005年。當時格林文化代表新聞局，邀請陳鴻到德國的法蘭克福書展，擔任台灣館代言人，推廣台灣美食創意。看到他從推廣美食、介紹在地老店、小吃，一路發展到提出鴻食代（Home Style），把注意力越來越集中在日常生活上。今年，他推出了「粗糧主義」的養生新觀念，更讓我感佩於他一直在成長、進化，從精雕細琢走入反璞歸真！

什麼叫做「粗糧」？指的是利用當季的食材，以最自然的方式烹調料理。其實現在的台灣，只要肯花錢，一年四季都可以買到各種食材，於是大家漸漸忘了節氣，以及真正屬於當季盛產的食材是什麼。陳鴻提出的「粗糧主義」，喚起我們重新正視一月蔥、二月韭……這些老祖宗口中的當季養生食材。

八年前我罹患癌症，姊姊從德國回台灣照顧我。當時正值冬季，她最常使用馬鈴薯燉煮玉米、洋蔥，只放一點鹽巴，什麼調味料也不放。姐姐說，台灣真好，市場有各式各樣的蔬果，但是德國冰天雪地，什麼也買不到，冬天只能吃冬天才生長的蔬果，麵包也要吃五穀雜糧做的硬麵包。她

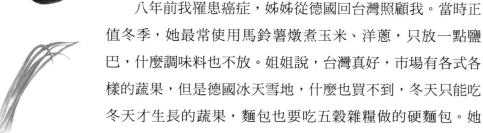

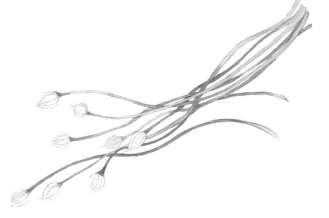

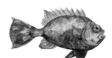

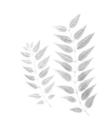

說，這是歐洲人最喜歡的自然養生法，不加工、不放調味料，才吃得到食物的真滋味。於是我吃了整整一個月的馬鈴薯蔬菜湯，居然沒有反胃嘔吐，身體也漸漸痊癒了。現在回想，那時我老姊奉行的不就是「粗糧主義」嗎？──雖然她做的菜千篇一律，吃久了頗無聊，跟陳鴻千變萬化的料理比起來，實在差太多了！

　　這本書的作者有兩位，除了美食達人陳鴻，還有上海長寧新涇醫院的周祥俊醫生。這兩位好友相互提攜，一位示範料理、一位分析解說，使我們吃得開心、吃得健康。感謝他們提供七十二道創意菜，與大家分享。

　　看書中的料理，好像很簡單，嗯！不廢話，趕快按圖索驥，自己做做看吧！

格林文化副總經理 張玲玲

享受美食、擁抱健康的快哉人生！

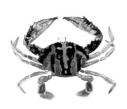

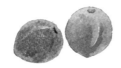

　　走遍大江南北，嚐遍各種美食佳餚，盤中的美味總是讓人驚艷。但某些時候，心中不免會出現「這次吃完下次再注意就好」的小聲音，可見「美食」與「健康」，往往是處於衝突、對立的概念。於是乎，在看到陳鴻大哥這本《陳鴻上菜 粗糧煮意》的時候，真是大聲叫好，能將「節氣養生」、「當令食材」結合「創意粗糧美食」，著實令人感動與佩服！

　　中國古籍《黃帝內經》有云：「司歲備物」，指的是要我們遵循大自然陰陽變化之道，去採擷食物或藥草，才能得到最佳效果。中國傳統的養生之道，講究飲食應遵循自然規律，在當令時節，最符合節氣生長成熟的食物，才能得天地精華，供給人們營養。本書順應中國傳統智慧，從「食養」的角度，結合二十四節氣養生概念，介紹了七十二道以養生粗糧為食材的陳鴻獨門料理，內容十分精彩！

　　書中把各個時節的當令食材，搭配富含維生素和礦物質等營養價值的粗糧，巧妙運用調味提出食材美味。像是「雨水篇」的「味噌蕎麥孟宗筍」料理，白味噌的使用更提升了孟宗筍的鮮甜，有著畫龍點睛、更上一層樓的效果！

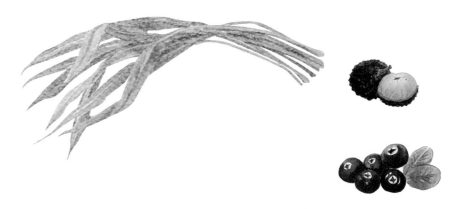

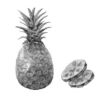

　　正所謂「藥補不如食補」，根據人體需要，結合四時季節氣候變化規律，適當地調整飲食結構，既能發揮保健作用，還可以改善體質狀況，輔助某些慢性病的治療。

　　像是立春之際，民間有吃蘿蔔「咬春」之說，在「立春篇」中提到其機理與春天的「養陽護肝」相關。「立春」之際，理當養身體陽氣，使之生發，同時將肝氣進行疏泄，以適應外在環境的變化。而春天的蘿蔔，有著疏通肝氣之效，能讓人「上下通氣不咳嗽」。而食譜中這道「鰹魚風味黑豆大根煮」，更是巧妙運用和風滷汁燉煮蘿蔔，味道輕巧不滋膩，在春暖花開時節吃起來別具風味。

　　在《陳鴻上菜 粗糧煮意》這本精心撰寫的著作中，兩位作者從精湛廚藝和養生醫學不同專業角度出發，互相搭配，結合「創意美食」與「節氣養生保健」概念，充分做到「健康」和「美味」兼具的境界。怎能不趕緊按圖索驥，搭配時令節氣的養生方法，好好烹調每道佳餚，和身邊至親好友品嚐分享一番，豈不快哉！

首都飯店董事 林家昌

粗糧＝美味＝養生＝健康
魚與熊掌可以兼得！

「小黑師傅，你這禮拜要參加陳鴻的電台節目喔！」正在打菜單打到一半的我，突然愣了一會……沒想到我會有這個機會，能上自己偶像的節目，雀躍的心情，就好像是中了樂透一般，整個人飄飄然的。在節目上，我興奮地暢談自己在餐飲業一路走來的甘苦談，而鴻哥這位大前輩也毫不吝嗇，非常親切地與我分享他的經驗。我們愈聊愈投緣，就這樣，結下了日後這本書的合作契機。

美味與健康，始終是餐飲業追求的理想目標，但實務上卻存在著矛盾，兩者似乎難以兼顧。健康的東西不好吃，好吃的東西不健康──究竟要如何破除這種迷思，把料理做得既美味又健康呢？這些年摸索下來，我發現：保留愈多食材原貌的，就能保留愈多的營養。雖然口感或許略遜一籌，但只要透過一些技巧及手法，還是可以將美味又健康的料理給端上桌。

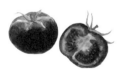

舉例來說，在傳統的獅子頭裡，加入「糙米」這種粗糧，一方面可以讓獅子頭吃起來更綿密、更富有彈性與口感；一方面是獅子頭在燒滷過後，糙米會吸附其中的湯汁與肉汁，入口就更加美味多汁。如此一來，便達到本書目的：

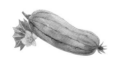

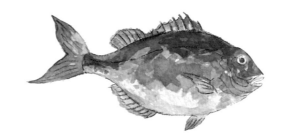

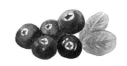

粗糧＝美味＝養生＝健康，魚與熊掌可以兼得！

　　為了製作這本書，我們整個團隊絞盡腦汁，設法開創出一條沒有人走過的道路。鴻哥更將自己多年來對美食的獨到品味與構想融入其間，使這本書不單單只是一般的食譜，更多了節令旬味的概念，方便讀者運用隨手可得的當令食材搭配粗糧，輕鬆吃出活力、健康與美味。

　　「與你相遇，好幸運……」這次有幸參與其間，和我的偶像鴻哥以及整個養生廚房團隊，一同創作出這本「好看」又「好吃」的書，真的是我畢生永難忘懷的「小幸運」！

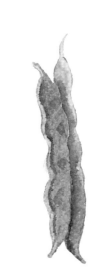

台北假日飯店行政副主廚 郭家宇

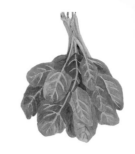

健康鴻食代，
反璞歸真 Home Style　　陳鴻

出道至今數十寒暑，《阿鴻上菜》仍是大家最耳熟能詳的代表作，走在路上，經常會有人問我：「阿鴻你今天要上什麼菜？」或是「阿鴻為什麼你那麼會煮菜？」其實我會煮菜，和家庭背景有很大的關連——我阿公家是賣米的，我外婆家是賣鹽的，柴米油鹽民生大事，我們家族就占了一半。客人來買東西，聊的是美食的作法；往來應酬聚會，大多是在家中辦席設宴。耳濡目染之下，我便學會了如何用物美價廉的材料，創作出一道道撫慰人心的料理。

我想人生於世，最快速獲得滿足的方式就是吃，正所謂飲食男女，由食道通往腸道，幾乎是追求幸福的最短捷徑了。還記得小時候，我最喜歡黏著母親，看她在廚房裡洗洗切切，趁著菜還沒端上桌前，偷偷揩油一塊，就是我童年生活中的小確幸了。而現代人生活普遍忙碌，什麼事情都外包，就連煮食這件事，也經常是由餐館或便利商店的微波爐代勞。我們被大眾主流商業通路餵養，習慣於吃速食、吃洋食，習慣於重口味的添加物，習慣於補充各種合成營養劑。偶爾吃到純天然、無添加的食物，味蕾反倒不習慣，反而覺得不好吃了。

滿足口腹之欲，是人最基本的需求，但是在追求美味之餘，還必須兼顧健康，才能做到以食養人、以食養生、以食以壽的良好效果。

日本是著名的養生大國，自古就有所謂的「旬味料理」，指的是以節令中盛產的農、漁獲入菜，合於季節的味道，蘊藏著豐富的季節能量。從旬味料理當中，你能吃到第一口的新鮮、第一口的生命原力，也就是中國人所說的「接地氣」，只要是在地的新鮮滋味，就是最棒的季節旬味。

　　而這本《陳鴻上菜 粗糧煮意》，就是延續日本旬味料理的精神，並融合中國傳統二十四節氣的養生理論，強調反璞歸真，減少調味，用粗糧來幫助達到體內環保的效果，讓大家能吃美味、享健康、少負擔。在食譜菜色方面，盡量設計得清楚易懂、容易操作，目的是希望讓每個人都能動手試看看。在不同的季節，用隨手可得的食材，烹調出別具幸福感的料理——這就是我從早年《阿鴻上菜》到近年《陳鴻養生廚房》一直強調的「Home Style：鴻食代的家庭味」。

　　本書的完成，有賴於陣容堅強的「陳鴻養生廚房」團隊成員通力合作，其中特別要感謝來自上海長寧新涇醫院、榮獲「十佳好醫師」榜首的周祥俊醫師，提供給讀者最專業的節氣養生觀念以及健康保健常識。還有任職台北假日飯店、廚藝和創造力皆為業界表率的郭家宇主廚，精心為我們演繹出書中精采的 72 道創意料理。名導演蔡庚辛為本書跨刀拍攝精彩養生視頻。另外，還要感謝遠流出版社的莉芩副總編輯、雅慧主編，以及攝影大師宗億，你們都是我的精神支柱，也是這本書的最佳推手，有你們真好！

粗糧家族介紹

「粗糧煮意」，煮的是什麼「意」？煮的是創意和心意。把樸實無華的粗糧，依循節氣養生原理，透過料理人絕妙創意，華麗變身成72道豐盛又健康的料理，兼具保健與食療功能，讓人愈吃愈有味，愈吃愈療癒，這就是我們想要傳達的美好心意。

Q：那麼，什麼是「粗糧」呢？

A：粗糧泛指含豐富纖維素，相對於白米、白麵粉等細糧的健康食材。由於粗糧家族相當龐大，為了方便認識，大致可區分為以下幾類：

全穀類：燕麥、蕎麥、紅藜麥、玉米、小米、紫米、糙米、大麥……等等。

豆類：綠豆、紅豆、黃豆、黑豆、眉豆、蠶豆、豌豆……等等。

塊莖類：地瓜、芋頭、山藥、馬鈴薯……等等。

其它類：栗子、蓮子、芡實、各式堅果……等等。

※本書中最重要的粗糧使用技巧

書中使用到許多全穀類、豆類粗糧入菜，不但能增添料理口感和風味，對身體健康也非常有幫助。但是要和其它食材同煮，因為所需時間落差大，容易發生食材煮爛了，但穀物和豆子卻還沒熟的狀況！解決方法，請看下方「達人小技巧」。

達 人 小 技 巧

- 請將全穀類、豆類預先處理，蒸煮或水煮至熟，於常溫下放涼後，置入冰箱冷凍庫中保存。
- 待料理時，再依所需份量取出退冰，然後加入料理中使用即可。
- 可依食譜建議用量添加，也可依個人喜好增減、替換，創造出喜歡的口感。
- 簡單、快速、方便，輕輕鬆鬆，就可以吃到各種粗糧的營養。

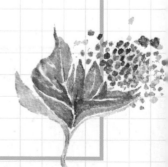

書中使用到的粗糧索引

＊全穀類和豆類食材，可依左頁「達人小技巧」先行備料，方便日後料理時取用。

＊五穀米、五穀粉：混合多種穀類的搭配組合，市面上均可購得，亦可隨喜好自行調配組合。

	名稱	頁數索引
綜合類	五穀米	83/99/101/103/141/142/153/154/155/163/167/180
	五穀粉	34/37/51/60/63/88/101/103/142/155/157/169/182
全穀類	燕麥	31/48/137
	蕎麥	48/142/166
	紅藜麥	31/34/45/48/49/75/97/113/115/127/129/140/151/155/163/165/166
	玉米	73/103/168/177
	小米	33/47/61/125/139/151/177
	紫米	86
	糙米	59/73/85/100/115/166/179/181
	薏仁	50/57/71/73/111/117/128/143
	紅薏仁	114
豆類	綠豆	143
	黃豆	87
	黑豆	35
	眉豆	33/75/102/137
塊莖類	地瓜	34/74/86/88
	南瓜	103/115/167
	馬鈴薯	34
	山藥	45
其它類	栗子	62
	蓮子	163
	南瓜子	180
	堅果	85/167
	杏仁	182
	芡實	36/168
	花生	179
	白芝麻	127
	黑芝麻	88/169/180

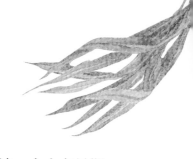

春季總論

順時令、養天和，防患於未然

　　二十四節氣是中國傳統的時間劃分方法，古人在長期的農耕生活當中，透過對天文、氣象、農作生長的觀察，予以詳細描述與記錄，逐漸集結成與之相關的一門知識。一年有四季、十二個月，每個月有兩個節氣，每個節氣又分為三候。每候五天，共十五天。二十四節氣看似獨立，實則環環相扣。節氣與節氣之間，具有連續性、交叉性、相似性的特徵。

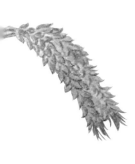

　　天地是大宇宙，人體是小宇宙，人生活在天地之間，若能配合春夏秋冬二十四節氣運行規律生息，做到「順時令、養天和，防患於未然」，就能與天地和諧共生共存。其實傳統的中醫學，很早就從保健養生角度切入，把二十四節氣的特點，與人體特性相結合，用以指導人們生活，以期達到「天人合一」的理想境界。

春季養生重點在於「養陽保肝」

　　一年之計在於春。在春回大地之際，萬物欣欣向榮，充滿生機，此時也是淨化調養身體的最佳時節。春天共有六個節氣，分別是：立春、雨水、驚蟄、春分、清明、穀

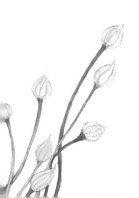

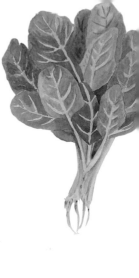

雨，有時始於農曆十二月，有時始於農曆一月。

　　一過立春，就意味著冬季結束，時序進入春天。俗語說：「春生夏長、秋收冬藏。」不同的季節，各有不同的養生重點，總括來說，**春季的養生原則是「生發」，中醫強調的重點則是「養陽保肝」。**

　　「肝」的生理特性，有如春天的樹木般，正處於「生發」的階段，主人體一身陽氣生騰。所以**在春天的六個節氣裡面，「養陽保肝」是貫串其間最重要的主題。**讓身體的陽氣與春日的陽氣一同滋長，保養肝臟以帶動五臟六腑的暢旺運作。如何在氣候轉變之際，切實掌握環境、事物與人體之間的平衡，透過調整飲食與保健方式，來為身體健康打好根基，就是春季養生的關鍵所在。

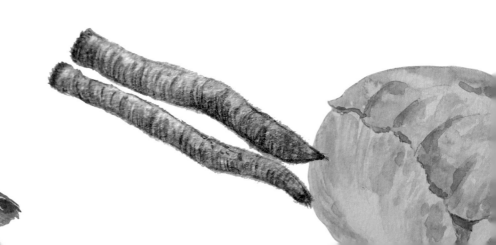

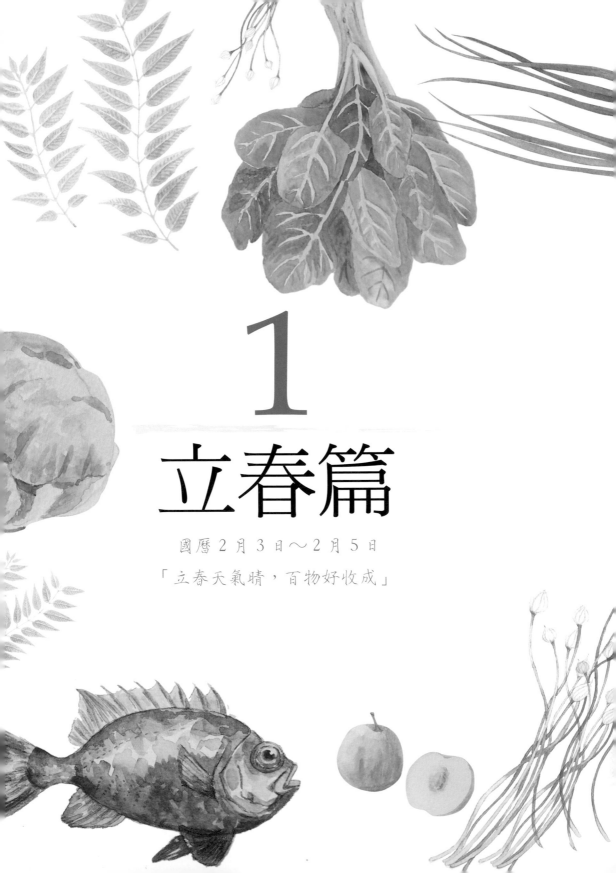

1

立春篇

國曆 2 月 3 日～2 月 5 日

「立春天氣晴，百物好收成」

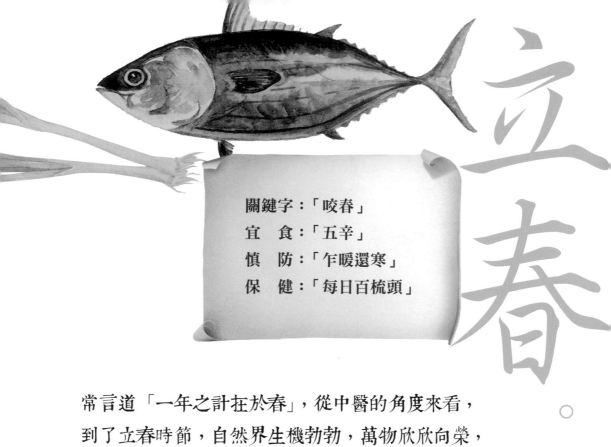

關鍵字：「咬春」

宜　食：「五辛」

慎　防：「乍暖還寒」

保　健：「每日百梳頭」

立春

常言道「一年之計在於春」，從中醫的角度來看，到了立春時節，自然界生機勃勃，萬物欣欣向榮，我們人體，也應當順應自然界生機勃發的景象，調節生活起居狀態，「養陽護肝」——滋養身體陽氣，使之生發，同時將肝氣進行疏泄，以順應外在環境的變化。

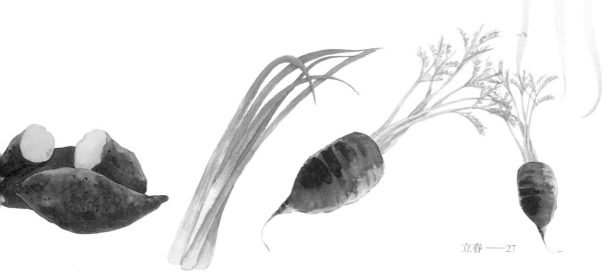

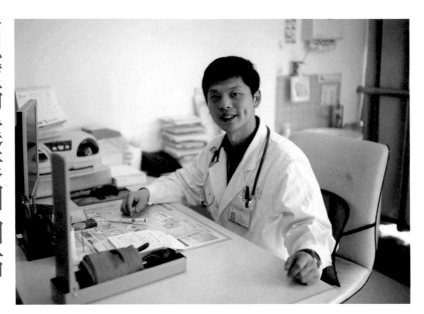

立春篇 周醫師健康加油站

立春節氣，養生關鍵在於防病保健

雖說節氣已是「立春」，但冬去春來、寒氣始退、乍暖還寒，天氣還是相當的不穩定。從西醫角度來看，最容易發生呼吸道疾病，像是感冒、氣管炎、哮喘、肺炎等，還有因驟冷驟熱所引發的心腦血管疾病，例如：高血壓、冠心病、心肌梗塞、腦梗塞、腦溢血等。因此，**立春節氣的養生關鍵，首重防病保健**。提醒您要保暖防寒，切莫過早減衣，以免身體無法適應。

透過飲食調養，幫助陽氣生發和肝氣疏泄

常言道「一年之計在於春」，從中醫的角度來看，到了立春時

節，自然界生機勃勃，萬物欣欣向榮，我們人體，也應當順應自然界生機勃發的景象，調節生活起居狀態，「**養陽護肝**」——**滋養身體陽氣，使之生發，同時將肝氣進行疏泄，以適應外在環境的變化。**

「民以食為天」，在食的部分，我們可以多吃像是蘿蔔、五辛等當季的新鮮蔬菜。吃這些食物，我們叫做「咬春」。透過飲食調養，可以幫助陽氣生發和肝氣疏泄，帶動五臟六腑的良好運作。

蘿蔔可以幫助我們通氣，而蔥、蒜、椒、薑、芥等五辛，都是辛甘發散之品。此外，像是香菜、花生、韭菜、韭黃、蝦仁、紅棗、豆豉等，也都是適合立春時節的食材，建議可以將喜歡的食材包在春捲裡享用，一口咬下春天的清新氣息。另外，要少吃酸性食物，像是檸檬、山楂、梅子、番石榴等，羊肉也不適合這個節氣了，因為不利於陽氣的生發與肝氣的疏泄。

每日梳頭百下，可宣行鬱滯、疏利氣血、通達陽氣

在起居方面，宜早睡早起。一天之中，清晨是陽氣始生之際，早晨去散散步，最能放鬆筋骨。**日常保健方面，可每日梳頭百下。**因為春天是自然陽氣萌生的季節，此時人體的陽氣也有向上、向外生發的特點，表現為毛孔逐漸舒展、代謝旺盛、生長迅速。所以春天梳頭，正符合養生需求，有宣行鬱滯、疏利氣血、通達陽氣的功效。

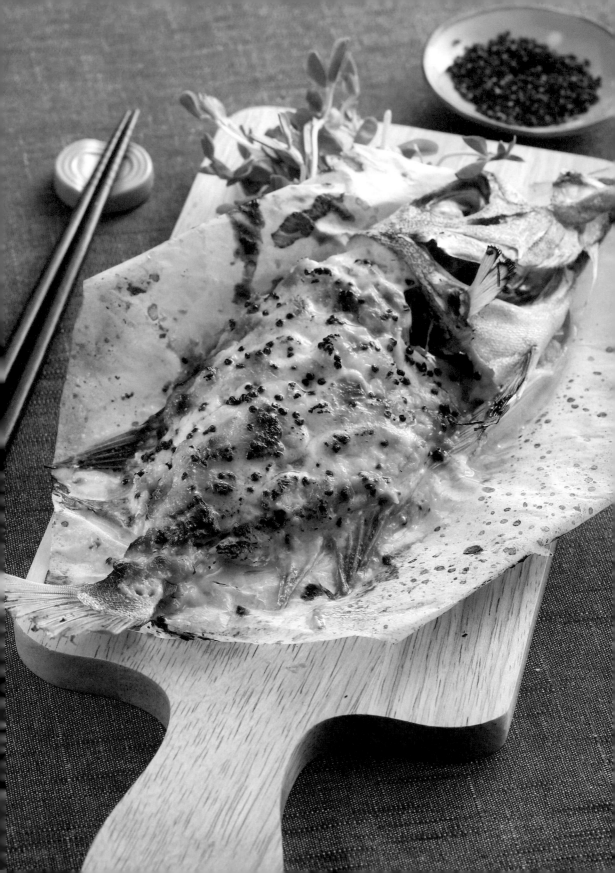

主菜（2人份）
味噌燕麥紅目鰱

材　料　　紅目鰱1尾、燕麥1大匙、紅藜麥1小匙

調味料　　白味噌1大匙、糖1小匙、美乃滋2大匙

作法

1. 燕麥、紅藜麥預先蒸熟備用（請參看下方「美味小訣竅」說明）。
2. 將紅目鰱川燙過，剝去上層的魚皮。
3. 把調味料加入蒸熟的燕麥、紅藜麥當中拌勻，鋪在剝好皮的紅目鰱魚身上。
4. 放進烤箱，以高溫大火烤12分鐘左右即可。

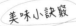

美味小訣竅

全穀類、豆類因所需烹煮時間與其他食材落差較大，因此這兩類食材請預先蒸煮或水煮處理。煮熟後請常溫放涼，然後置入冷凍庫中保存，方便料理時取用（本書中的全穀類、豆類都是預先煮熟備用）。

 周醫師健康好周到

燕麥是一種非常營養的食材，具有低糖、低脂、高鈣、高蛋白、高能量、容易消化等優點。在這道料理當中，還加入了以豆類發酵製成的味噌，以及當季盛產、含有大量不飽合脂肪酸的**紅目鰱**。這樣的組合，讓**燕麥**不再寡淡無味，而是充滿著味噌的香氣和魚肉的鮮美。起鍋後撒上一把正月剛出土的**鮮蔥**，營養豐富，味美無窮。

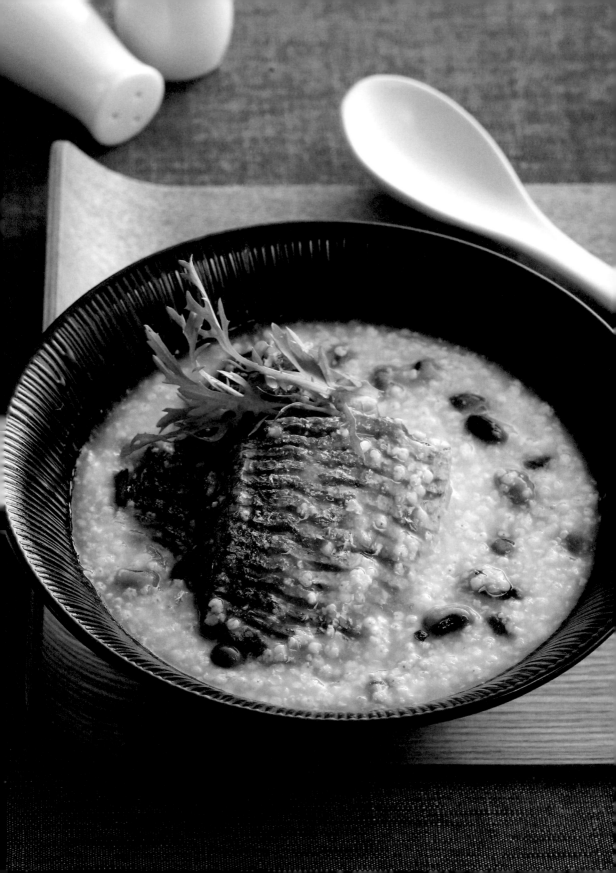

主菜（2人份）
白帶魚眉豆小米粥

材　　料　　白帶魚2片、眉豆1大匙、小米1/2量米杯

調味料　　薑絲、鹽巴、胡椒…各少許

作法
1. 小米、眉豆預先蒸熟。
2. 取新鮮白帶魚，先在魚肉上輕輕劃幾道斜刀口。
3. 熱油鍋，將白帶魚兩面煎過、定型。
4. 將一小把薑絲放入水中煮沸，轉小火，加入白帶魚同煮 10 分鐘。
5. 撈出白帶魚，然後在鍋內加入步驟 1 的小米與眉豆，燉煮 10 分鐘。
6. 再將白帶魚放回米粥當中，稍微加熱一下。起鍋前加入少許鹽巴、胡椒調味即可。

 周醫師健康好周到

在我們飲食生活當中，常常會利用**小米**來熬粥，它的營養非常的豐富，含有大量不飽和脂肪酸、纖維素、維生素 E 、礦物質，對我們身體十分有益。**小米**搭配**白帶魚**，口感相得益彰，不僅肉質鮮美且營養豐富，是立春時節一道充滿生命力的旬味料理。

副菜（2 人份）
全穀養生地瓜煎餅沙拉

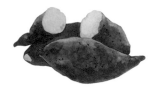

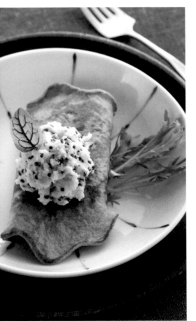

材　　料	馬鈴薯 1 顆、地瓜 1 顆、雞蛋 1 顆、紅藜麥 1 小匙、五穀粉 1/2 大匙、低筋麵粉 1 大匙、水 30cc

調味料　　美乃滋 1 大匙；鹽巴、胡椒…少許

作法

A　馬鈴薯沙拉的部分：
　　紅藜麥、馬鈴薯先蒸熟，加入鹽巴、胡椒、美乃滋攪拌均勻。

B　地瓜煎餅的部分：
1. 地瓜先蒸熟，分成三份。
2. 取兩份地瓜泥，加入五穀粉、雞蛋、水、低筋麵粉攪拌均勻，然後用平底鍋煎成薄餅狀。
3. 將剩下的一份地瓜泥塗在薄餅上，捲起後置入盤中央，並放上一球做好的 A 馬鈴薯沙拉即可享用。

 周醫師健康好周到

地瓜是理想的減肥食品，同時可有效抑制乳腺癌、結腸癌、直腸癌，其蛋白質品質高，能補充白米與白麵中所缺乏的營養。經常食用可使人身體健康、延年益壽，但胃酸過多者不宜多食。

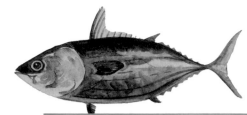

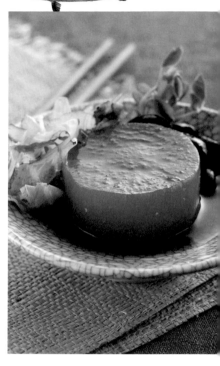

副菜（2 人份）

鰹魚風味黑豆大根煮

材　　料　　黑豆 2 大匙、白蘿蔔 300g、
　　　　　　　柴魚片適量

調味料　　柴魚醬油 3 大匙、水 120cc、
　　　　　　　味醂 60cc

作法
1.　黑豆預先蒸熟。
2.　白蘿蔔削皮，切成厚度相當的大圓塊。
3.　將柴魚醬油、水、味醂混合，調製成和風
　　滷汁。
4.　將白蘿蔔塊、煮熟的黑豆放進滷汁當中，
　　中火燉煮 30 分鐘，待蘿蔔熟軟後取出擺
　　盤，上頭再加些柴魚片即可享用。

美味小訣竅

可以一次做多一點的份量，將煮熟放涼後的白蘿蔔連同滷汁裝進密封袋裡，置入冷
凍庫中保存。由於滷汁具有鹹度，可確保白蘿蔔不會被凍爛。想吃的時候，隨時取
出退冰、復熱，再加些柴魚片，就是一道方便好吃的前菜。

  周醫師健康好周到

黑豆富含蛋白質、不飽和脂肪酸和維生素 B 群，豐富的大豆異黃酮和大豆
皂醇更具有活血潤膚的效果。另外，黑豆還擁有「烏髮娘子」稱號，對於腎
虛所造成的鬚髮早白、脫髮具有食療功效，不論是骨質疏鬆、高血壓、糖
尿病患者皆適宜。而蘿蔔可以幫助我們通氣，也是立春時節的養生好食材。

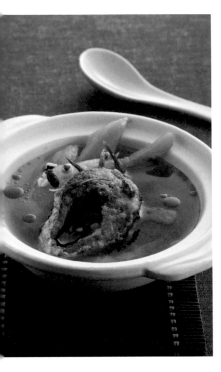

湯品（2人份）

麻油烏魚芥菜湯

材　料　芥菜 3 片、烏魚 1 尾、芡實 2 大匙

調味料　麻油、薑絲、枸杞、鹽巴…各少許

作法

1. 芥菜燙熟。芡實預先蒸熟。
2. 烏魚洗乾淨後切成圈狀。
3. 取麻油爆香薑絲，然後加入烏魚兩面煎熟、上色。
4. 加入水、枸杞、芡實同煮。
5. 然後將燙過的芥菜放入湯汁中，以少許鹽巴調味即可。

 周醫師健康好周到

黑麻油中含有大量的維生素E，具有較強的抗氧化作用，特別是它的亞油酸成分，可使附著在血管壁上的膽固醇逐漸減少。另外，還有潤燥通便、養血烏髮的效果。在這道湯品中，還搭配了五辛中的**薑**，非常適合立春時節身體發散的養生需求。

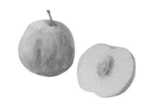

飲品（2 人份）

五穀蜜棗草莓果汁

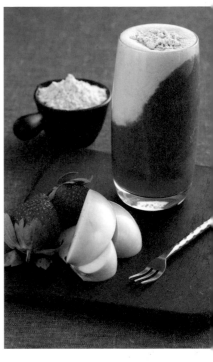

材　料　　草莓 10 顆、蜜棗 2 顆、
　　　　　　五穀粉 2 大匙

作法

1. 用調理機把草莓打成果汁。
2. 將蜜棗切塊去籽後，加入五穀粉和少量的
   水，用調理機打成果泥。
3. 取透明果汁杯，先加入一半的草莓果汁。
4. 上層再緩緩倒入蜜棗果泥，即可做出漂亮
   的雙層視覺效果。
5. 上頭灑少許五穀粉即可享用。

 美味小訣竅

草莓可以趁當本新鮮時大量購入，清洗乾淨、切丁後，裝進密封袋，置入冷凍庫中
保存。需要的時候，就可以直接取出，用調理機打成草莓果汁。

周醫師健康好周到

草莓是立春的當令水果，含有豐富的果膠和膳食纖維，可幫助消化和通
便，老少皆宜。女性經常食用，對皮膚、頭髮均有保健功效，被美國人列
為 10 大美容食品。這道果汁中，還搭配了適合立春養生需求的**蜜棗**和**五
穀粉**，尤其適合老人與孩童飲用。

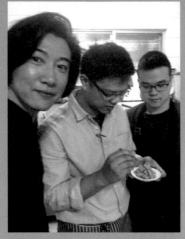

選在一個春日美好早晨，展開了這本食譜的拍攝工作。書中 72 道菜的準備作業十分繁雜，光是把食材一字排開，就好像在辦桌一樣澎湃。幸好我們有超高效率團隊各司其職，足以搞定任何狀況。

• P35 鰹魚風味黑豆大根煮

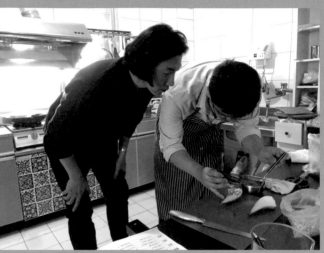

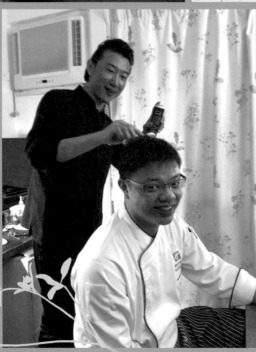

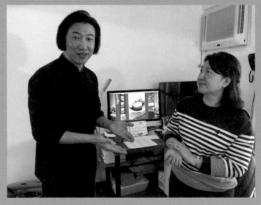

◀ 小黑主廚真是太幸福了，居然能被才藝美少男服務，享受全套沙龍級美髮造型，難怪他的笑容如此燦爛，牙齒如此潔白！

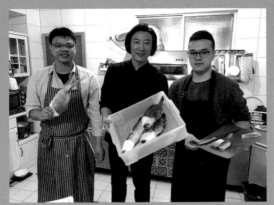

▲ 三個會煮菜又帥氣的男人。
（由左至右：主廚小黑、美食天王陳鴻、二廚阿泉）

▼ 小黑主廚作菜表情好認真，就像是在雕琢藝術
精品般，每道菜都要做到色香味俱全，果然是
認真的男人最有魅力！

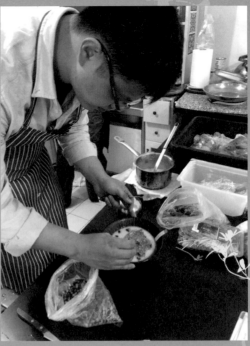

▼ 四個人，可以湊一桌……不是麻將桌，而
是編輯桌。
（由左至右：陳鴻、醫師周祥俊、主編林
雅慧、副總編輯陳莉苓）

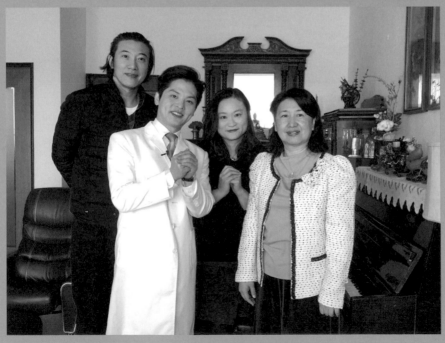

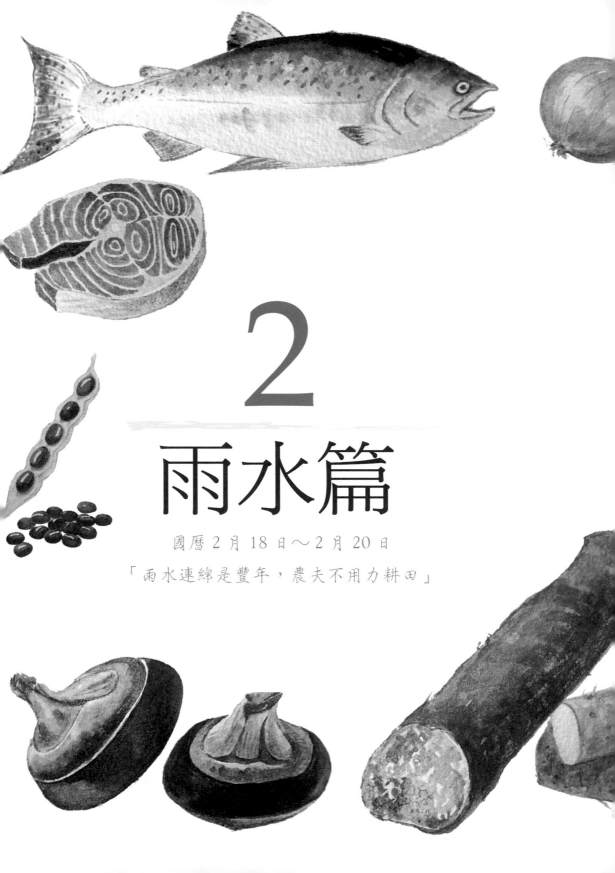

2
雨水篇

國曆 2 月 18 日～2 月 20 日

「雨水連綿是豐年，農夫不用力耕田」

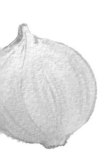
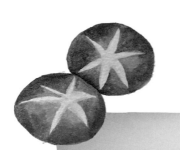
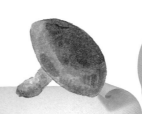

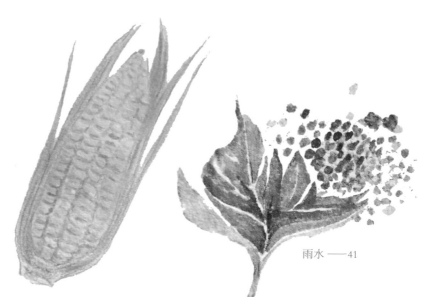

關鍵字：「春捂秋凍」
宜　食：「粥」、「薏米」、「芡實」
慎　防：「濕寒兩邪」
保　健：「睡前腹部按摩」

老人家常說「春捂秋凍」——「捂」是用衣物遮擋
的意思。雖然天氣變暖和了，但我們的身體還在適
應中，想要從冬日的寒冷中調節過來，還需要一段
時間。千萬不要因為氣溫稍有回升，就輕易地脫下
保暖的冬衣。要注意晝夜溫差仍大，稍不留神就很
容易生病。

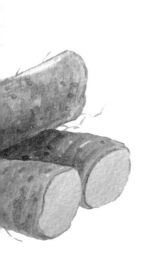

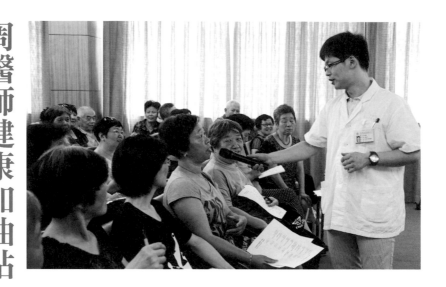

雨水篇

周醫師健康加油站

雨水時節意味著氣溫開始回升，雨量開始增加，實質意義的「春天」就要到了。可是這段期間，暖空氣來了，冷空氣卻不甘就此離場，冷暖空氣短兵相接，乍暖還寒，加上雨量增多，天氣又濕又冷，真的會讓人不太舒服。所以到了雨水節氣，最重要的養生關鍵，就在於預防濕寒上身。

該怎麼做呢？老人家常說四個字「春捂秋凍」──「捂」是用衣物遮擋的意思。雖然天氣變暖和了，但我們的身體還在適應中，想要從冬日的寒冷中調節過來，還需要一段時間。千萬不要因為氣溫稍有回升，就輕易地脫下保暖的冬衣。**「春捂」的原則，是注意「下厚上薄」，上半身衣物隨著氣溫變得輕薄些，但下半身還是要盡量穿得厚實些。「捂」的重點，在於「背」、「腹」、「足底」這些部位，務必格外細心保暖。**

「健脾利濕」，吃粥養生最好！

從中醫養生的角度來看，隨著天氣變暖，肝氣也會應萬物陽氣而持續生發。然而一旦生發太過，就會導致內熱，使脾胃受到損傷，因此調養脾胃，「健脾」的時節到了！另外，還有一個必須要做的功課是「利濕」——驅除體內多餘濕氣。

要想調養脾胃，該怎麼吃呢？最簡單的方法是「吃粥」。粥素有「健脾利濕」的功效，在雨水節氣的前、中、後三天食用養生粥，對潤和脾胃大有助益。食材方面，推薦可從：豌豆苗、薺菜、韭菜、香椿、百合、春筍、山藥、芡實、芋頭當中，挑選自己喜愛的幾款加入粥中同煮。但無論你吃的是哪種粥，一定不能少了薏仁。**薏仁可以幫助除濕健脾，是雨水節氣裡的最佳良伴。不過也要提醒：薏仁性偏涼，陽虛體質的人，仍應適量食用為宜。**此外，在這個節氣裡，仍要注意少吃酸味，多吃甜味，才有利於養脾臟之氣。

能排除脾胃濕毒、提升睡眠品質的腹部按摩操

生活起居方面，民間有句俗話叫做「立春雨水到，早起晚睡覺」，值此節氣，睡眠品質非常重要，**推薦大家一個可以幫助快速入眠和睡前養陽的「腹部按摩操」**：睡前仰臥於床上，以肚臍為中心，用手掌在肚皮上按順時針方向旋轉按摩 200 次左右，一來能幫助促進消化，排除脾胃濕毒；二來有助於腹部保暖，提升睡眠品質。

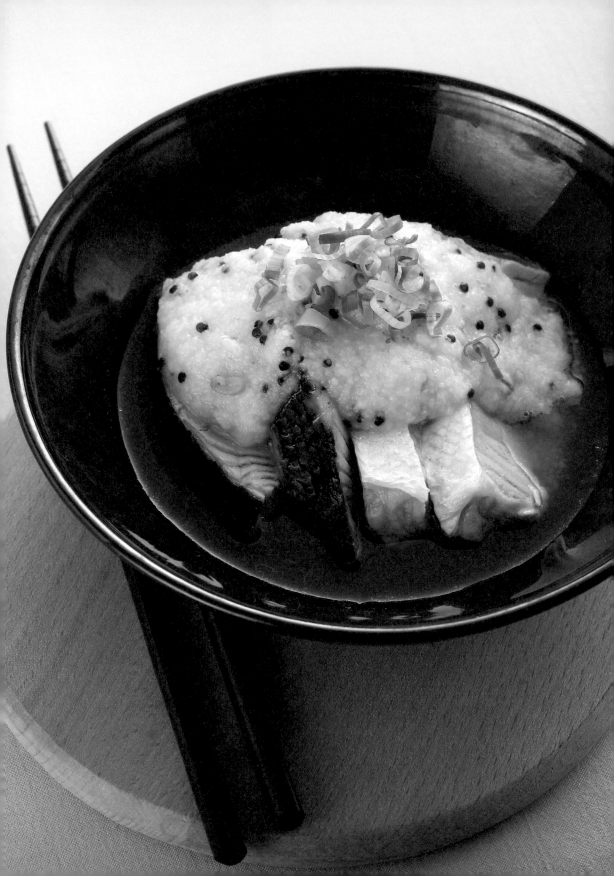

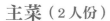

主菜（2人份）

紅藜麥山藥蒸鮭魚

材　料　鮭魚300g、山藥200g、紅藜麥1小匙

調味料　糖1/4小匙、清酒（或米酒）1/4小匙、
　　　　　蔥花、鹽巴…各少許

作法

1.　紅藜麥預先蒸熟。
2.　鮭魚片先用鹽和糖醃5分鐘。
3.　將山藥打成泥，加入紅藜麥，然後以少許鹽、清酒
　　（或米酒）調味。
4.　將調好的作法3，均勻鋪抹在鮭魚上，用大火蒸12分
　　鐘左右。
5.　蒸熟取出後撒上蔥花即完成。

 周醫師健康好周到

紅藜麥是一種有七千多年歷史的粗糧，來自於南美洲的安第
斯山脈，曾被聯合國農糧組織定義為全營養食物，提到粗糧
飲食就絕對少不了它。而**山藥**既是藥，又是食材，可説是養
身、補虛的珍品，對於體態苗條、身材塑形也非常有幫助。

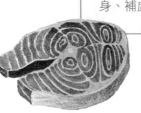

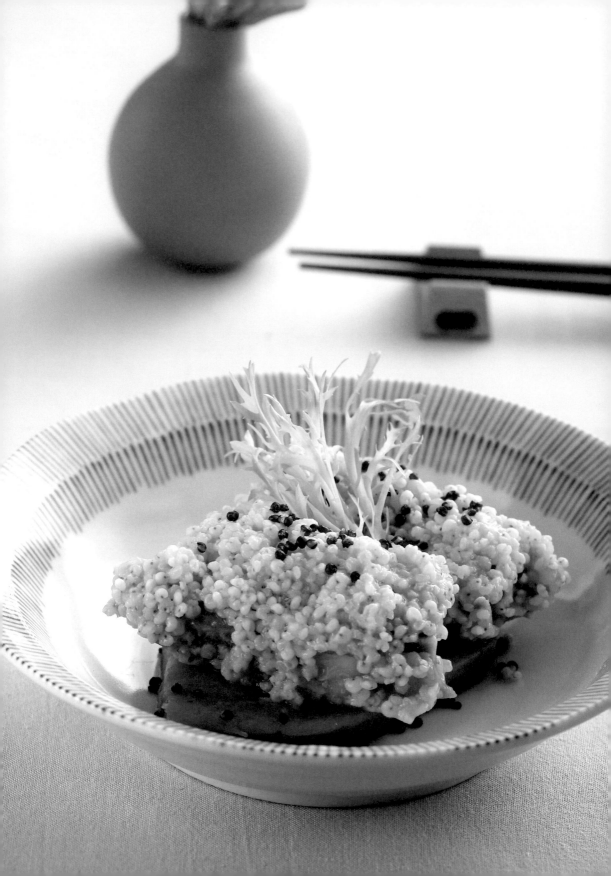

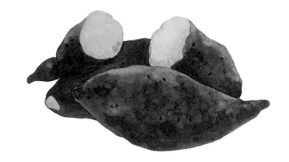

主菜（2人份）

小米甘藷粉蒸肉

材　　料　　梅花肉200g、地瓜120g、小米少許

調味料　　醬油１小匙、胡椒、蒜末…少許；
　　　　　　雞蛋１顆

作法

1. 梅花肉切成塊狀，用少許醬油、胡椒、蒜末以及１顆
   雞蛋攪拌後，放進冰箱醃漬一夜。
2. 小米預先蒸熟。
3. 將醃漬好的梅花肉從冰箱中取出，稍微退冰後，裹上
   蒸熟的小米。
4. 將地瓜鋪墊在盤底，放上裹好小米的梅花肉，以中大
   火蒸約 15 ～ 20 分鐘即可。

 周醫師健康好周到

紅薯地瓜營養豐富，而且沒有脂肪。另外，這道粉蒸肉的重
點，在於利用蒸煮的方式處理肉類，可以消耗分解掉豬肉裡
頭所含有的高脂肪，所以完全不用擔心脂肪攝取過量。而小
米富含的不飽和脂肪酸，則是大腦和腦神經的重要營養成
份。整道料理的搭配，營養十分到位。

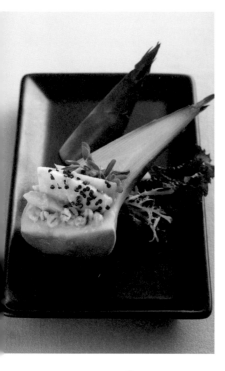

副菜（2 人份）

味噌蕎麥孟宗筍

材　料　　蕎麥、燕麥、紅藜麥…少許；
　　　　　　孟宗筍 1 支（或綠竹筍）

調味料　　白味噌醬 1 小匙、美乃滋 1 大匙

作法

1.　蕎麥、燕麥、紅藜麥預先蒸熟。
2.　將孟宗筍（或綠竹筍）煮熟。
3.　將煮熟的筍對切，把中間的竹筍肉挖取出來切成片狀（請保留完整的筍殼做為容器使用）。
4.　將白味噌醬、美乃滋與預熟過的蕎麥、燕麥一同攪拌，然後加入竹筍片拌勻，回填到挖空的竹筍盅裡。
5.　將預熟過的紅藜麥放進烤箱，烤至酥脆程度，撒在上頭即可完成。

周醫師健康好周到

蕎麥是著名的保健食品，具有減肥功效，其中所含的賴氨酸、礦物質、膳食纖維成份，都比一般白米和白麵來得高，可利腸下氣、清熱解毒，適合絕大部分的人食用，尤其是三高族群和糖尿病患者。而**孟宗筍**是雨水時節的當令蔬菜，與多種粗糧搭配組合，非常符合養生的營養需求。

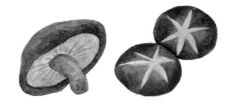

副菜（2 人份）

紅藜野菇飛魚卵
歐姆蛋

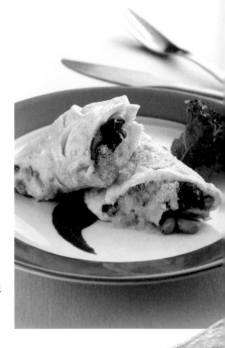

材　料　　雞蛋 2 顆、飛魚卵少許、
　　　　　　香菇 2 朵、蘑菇 2 朵、
　　　　　　杏鮑菇 1/2 朵、紅藜麥 1 小匙

調味料　　鹽巴、糖…各少許

作法

1. 紅藜麥預先蒸熟。
2. 將 2 顆雞蛋打入碗中，加入飛魚卵後攪拌均勻。
3. 將香菇、蘑菇、杏鮑菇切成粒狀。
4. 起油鍋爆炒菇粒，然後加入紅藜麥，並以入少許鹽巴調味。
5. 將作法 2 倒入油鍋中，用小火將蛋液慢慢烘熟，然後捲起形成歐姆蛋即可。

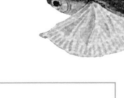

 周醫師健康好周到

這道料理的特別之處，在於使用粗糧搭配各種菌菇的做法。在營養學裡頭，有句像是順口溜的口訣：「吃四條腿的（牛、豬）不如吃兩條腿的（雞、鴨），吃兩條腿的不如吃一條腿的（菌類），吃一條腿的不如吃不長腿的（魚、海鮮）」——而**香菇、蘑菇、杏鮑菇**，就是這種「一條腿」的保健食材，含有豐富天然營養素與膳食纖維，是能兼顧「享受」與「享瘦」雙重效果的最佳選擇。

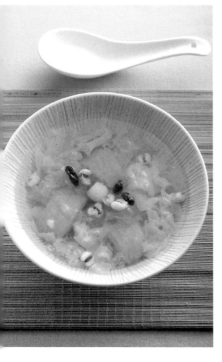

湯品（2 人份）

銀耳雪蓮枇杷羹

材　料　銀耳 2 朵、枇杷 2 顆、
　　　　　薏仁 2 大匙、枸杞少許

調味料　冰糖適量

作法

1. 薏仁預先煮熟。枇杷去皮、去籽、切小片。
2. 買回來的銀耳若是乾貨，要先用白醋發泡
   過，然後以清水洗淨。
3. 將銀耳加水放進蒸籠裡燉軟，或放入電鍋
   中蒸軟亦可。
4. 當白木耳軟化且湯體呈稠狀後，再加入枇
   杷、薏仁、枸杞、冰糖續煮 10 分鐘即可。

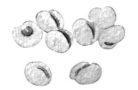

 周醫師健康好周到

薏仁是雨水節氣當仁不讓的養生粗糧，其祛濕健脾功效，在此時節對身體
尤為重要。除此之外，還具有美容、滋補、防癌效果，男女老幼都適合食
用。在這道甜湯當中，將薏仁與銀耳互相搭配，滋補效果更上一層樓。

飲品（2人份）
五穀芹菜蘋果精力湯

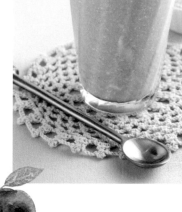

材　料　芹菜4根、蘋果2顆、
五穀粉2大匙

作法

1. 蘋果洗淨後，留下2小片帶紅皮的做為裝飾用，其餘去皮後切小塊。
2. 芹菜洗淨後，留2小截做為裝飾用，其餘切小段備用。
3. 用榨汁機將蘋果、芹菜壓榨成果汁後，再加入五穀粉攪拌均勻，倒入果汁杯中。
4. 然後以芹菜、蘋果片裝飾即完成。

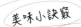
美味小訣竅

蘋果的甜味、酸味與香氣，可以壓過芹菜的草蔬味，即使不喜歡吃青菜的朋友，也可以開心享用。此外，五穀粉能創造出濃郁的口感，除了健康之外，也非常美味喔！

周醫師健康好周到

芹菜是當季的時令蔬菜，具有減肥、美容效果，同時也是葉類蔬菜中「鈣」含量的佼佼者。由於**芹菜**具有理胃中和、祛濕濁的功效，非常適合在雨水及隨後的驚蟄節氣食用。在這道飲品當中，還特別搭配了**蘋果**和**五穀粉**，滿足食物多樣性的需求，也是高血壓、糖尿病、動脈硬化患者的推薦飲品。

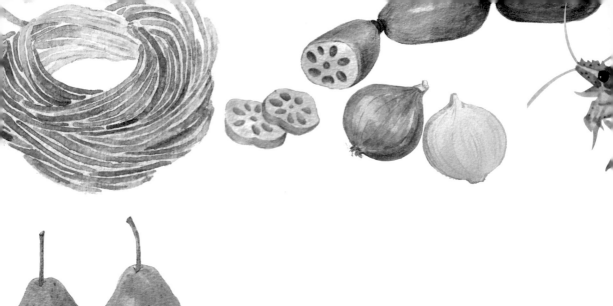

3

驚蟄篇

國曆 3 月 5 日～3 月 7 日

「驚蟄聞雷，米麵如泥」

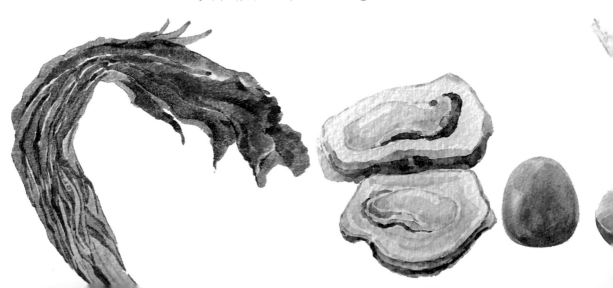

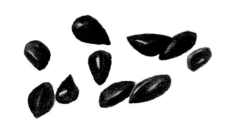

驚蟄

關鍵字：「春睏」
宜　食：「粥湯」、「梨」
慎　防：「病菌或病毒侵襲」
保　健：「回春操」

「春雷響，萬物長」。驚蟄後天氣明顯變暖，萬物復
甦，不僅動、植物活動力旺盛，就連微生物也開始生
長繁殖，當然還包括能引發疾病的細菌或病毒，所以
如何增強體質以抵禦疾病入侵，是這個節氣的保健養
生重點。

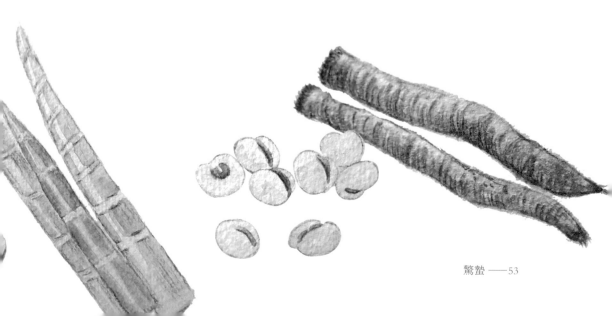

周醫師健康加油站

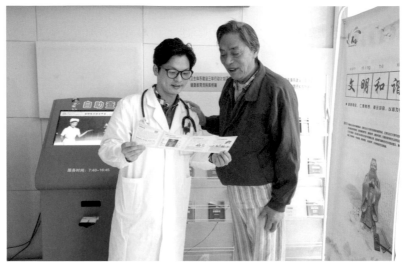

「春雷響，萬物長。」驚蟄後天氣明顯變暖，不僅動、植物活動力旺盛，就連微生物也開始生長繁殖，當然還包括能引發疾病的細菌或病毒，所以**增強體質以抵禦疾病入侵，是這個節氣的保健養生重點所在。飲食方面，要適當補充營養，吃多樣性食物。**由於天氣忽冷忽熱，相對乾燥，很容易讓人口乾舌燥，引發感冒、咳嗽症狀，要注意水份補充，多喝粥湯，以及多吃富含蛋白質、維生素的食物，例如：春筍、梨子、山藥、芹菜、雞肉、蛋、蓮子、銀耳等，尤其是梨子，含有豐富維生素和水份，被稱為「水果中的礦泉水」，非常適合在這個節氣享用。

 ### 早睡早起去春睏

在日常起居方面，驚蟄過後，氣候變暖，氣溫逐漸升高，人

們就會愈來愈容易感到疲倦、嗜睡，這就是俗稱的「春睏」。對應之道是「早睡早起去春睏」，唯有充足良好的睡眠品質，才能幫助我們儲備滿滿精力。在日常保健運動方面，推薦給大家一款能行氣活血、壯陽益氣的「回春操」。可以接連練習，也可以單做其中一種。

「回春操」——甩手、扭腰、後傾

1.甩手：先將兩腳分開與肩同寬，上半身儘可能放鬆，重心放在下半身。手臂自然垂放，手掌輕輕張開，然後將手臂做出前後擺動的動作。擺動時，請以三成的力量向前擺，以七成的力量向後擺。

甩手運動可促進氣血流通，增強體力。初練時每天做3次，每次各做100下。日後可逐漸增加次數。

2.扭腰：先將兩腳張開與肩同寬，上半身儘可能放鬆，使身體保持自然狀態，然後將腰部往後扭轉到能負擔的最大限度。記得，腳不要移動，頭部則是隨著腰部一起往後轉動。然後返回正面，再朝相反方向做出同樣的轉動。

扭腰運動能增強脾胃功能，寬胸理氣、強腎壯腰，並兼具減肥效果。

3.後傾：兩手重疊輕放於背後，將上半身緩緩後傾、下腰到能負擔的最大限度，然後恢復原狀。

後傾運動能刺激人體督脈，具有增強活力、激發陽氣、調節神經系統的效果。

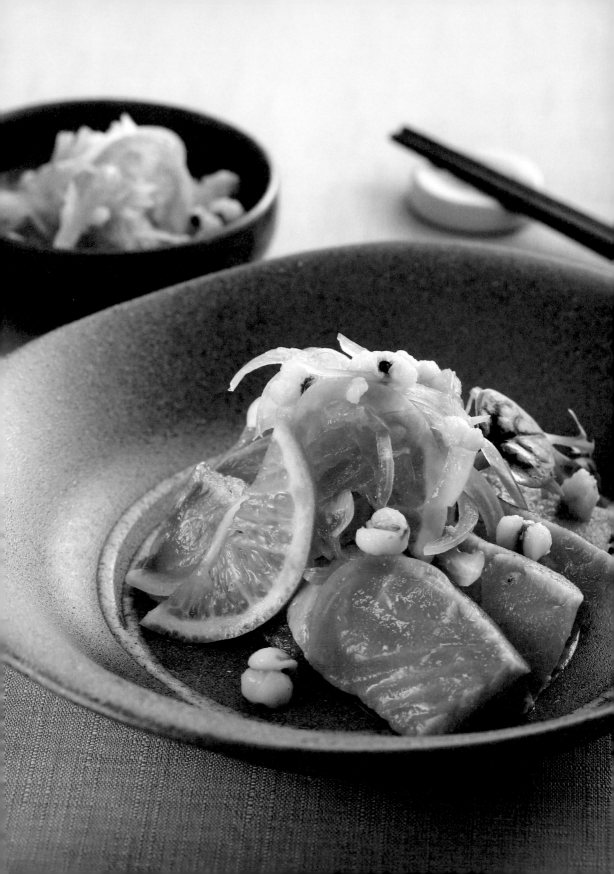

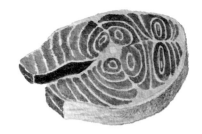

主 菜（2 人份）

鮭魚薏仁佐橙香洋蔥

材　料　生魚片級鮭魚300g、洋蔥1/4顆、
柳橙1/4顆、薏仁少許

調味料　白醋 1/2 小匙、醬油 1 小匙、味醂 1 小匙

作法

A　醬汁的部分：
將白醋、醬油、味醂調在一起做成醬汁。

B　鮭魚主菜的部分：
1.　鮭魚切成片狀（請購買生魚片等級的鮭魚），排盤。
2.　洋蔥切絲，柳橙切片，薏仁預先蒸熟。
3.　先將洋蔥絲、柳橙片、薏仁和 A 醬汁拌在一起，然後
淋在鮭魚片上即完成。

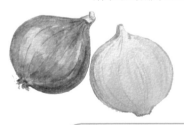

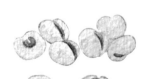

 周醫師健康好周到

薏仁具有除濕、健脾、抗癌、美容與滋補功效，對身體健康非
常有幫助。在驚蟄節氣裡，除了濕氣重的問題之外，春日乍暖
還寒的天氣，也很容易讓人感冒。而這道料理中添加了大量洋
蔥，能幫助殺菌、對抗感冒，達到良好節氣養生保健效果。

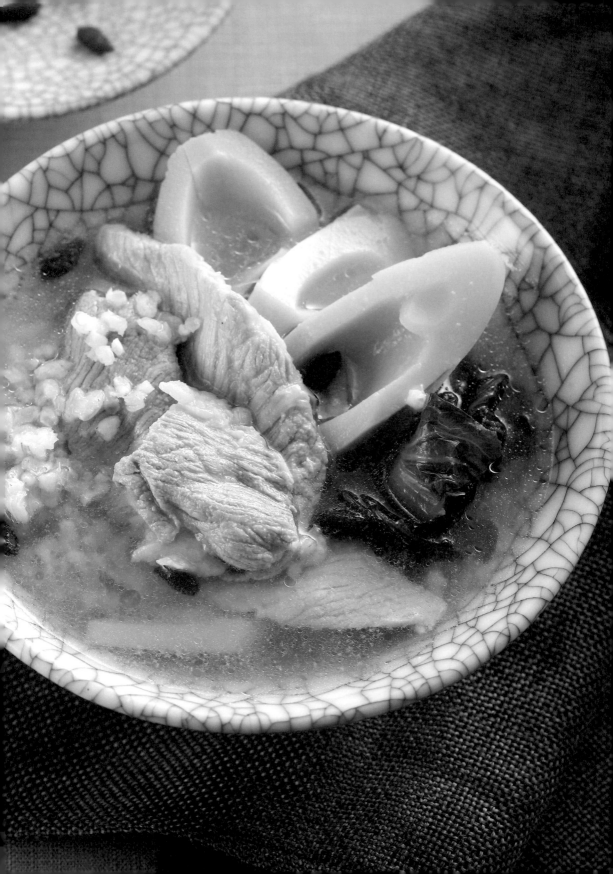

主　菜（2人份）
糙米福菜豬肉燜桂竹筍

材　料　　豬肉200g、桂竹筍1支、福菜50g、糙米少許

調味料　　鹽巴、胡椒…少許；雞高湯2碗

作法
1. 糙米預先蒸熟。
2. 桂竹筍先用熱水汆燙過，切成滾刀塊。
3. 豬肉切成片狀，用熱水汆燙過。福菜切成適當大小。
4. 起油鍋爆香福菜，然後加入雞高湯、桂竹筍、豬肉小火燉煮20分鐘。
5. 加入已經煮熟的糙米，再續煮10分鐘，讓米漿融入湯汁中，喝起來會特別濃郁美味。
6. 撒上少許鹽巴、胡椒調味即可。

周醫師健康好周到

桂竹筍的營養十分豐富，含有人體所必需的八種胺基酸以及大量食物纖維，能幫助去油解膩，和**豬肉**一起烹調最速配。此外，在這道料理中，還加入了**糙米**這種具抗癌效果的粗糧，對於腸道或消化道腫瘤有良好的預防作用。

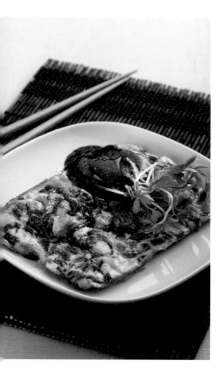

副菜（2 人份）

韭菜五穀石蚵煎

材　料	鮮蚵 200g、雞蛋 2 顆、韭菜 1 小把、地瓜粉 1 大匙、五穀粉 1 小匙
調味料	味噌 1 大匙、海山醬 1 大匙、糖 1 小匙、水 3 大匙

作法

A　醬汁的部分：

1. 味噌先用小火炒過，帶出香氣。炒的時候要快速翻動，以防止燒焦。
2. 加入海山醬、水、糖一起煮開即可。

B　蚵仔煎的部分：

1. 將韭菜切小丁。
2. 以五穀粉、地瓜粉、水一起調製成粉漿水，比例是 1：2：3。
3. 平底鍋中加入少許沙拉油，將鮮蚵煎出香氣，然後加入步驟 2 的粉漿水一起煎到呈半透明狀。
4. 碗中打入一顆雞蛋，和韭菜拌勻後，倒入鍋中一起煎熟，盛盤。淋上醬汁 A 即可享用。

 周醫師健康好周到

常言道「正月蔥、二月韭」，**韭菜**氣味濃郁芳香，加入任何料理，都有畫龍點睛的效果。**韭菜**，益脾健胃，常食可增強脾胃之氣，還可以預防習慣性便秘和腸癌，高血脂、高血壓等心腦血管疾病患者尤為適用。

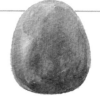

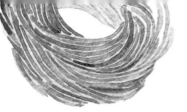

副菜（2人份）
雞汁小米櫻花蝦水蓮

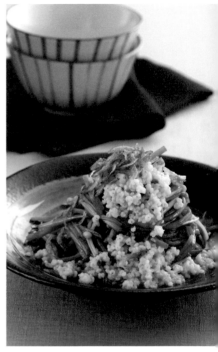

材　料　金針菇1小把、水蓮梗1小把；
　　　　　　櫻花蝦、小米、蒜頭…各少許

調味料　鹽巴、胡椒…少許；雞高湯2大匙

作法
1. 小米預先蒸熟。
2. 蒜切末，水蓮梗切段。
3. 起油鍋，爆香櫻花蝦。
4. 將爆香好的櫻花蝦撈起，放在一旁待用。接著爆香蒜末，然後和小米一同拌炒。
5. 待香氣出來後，再加入金針菇、水蓮梗一同翻炒，然後加入雞高湯。
6. 以鹽巴、胡椒調味，盛盤後灑上櫻花蝦即可享用。

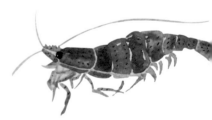

 周醫師健康好周到

小米素有「代蔘湯」的美譽，營養優勢與白米相較顯得十分突出，含有大量不飽和脂肪酸、維生素E、膳食纖維以及鐵和磷，可健胃消食、補血健腦、改善失眠。料理中所搭配的**櫻花蝦**能幫助補鈣，而**蒜**則為五辛之一，都是適合做為春季養肝的保健食材。

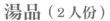

湯品（2人份）
南瓜蘋果板栗濃湯

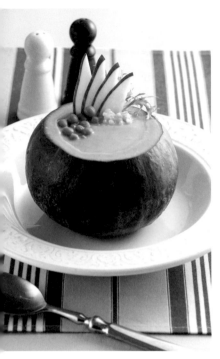

材　料　南瓜 1 顆、栗子 100g、蘋果 1 顆、
　　　　　燕麥 2 大匙、豌豆仁少許、
　　　　　生菜葉少許、雞高湯 1 量米杯

調味料　鹽巴少許

作法
1. 栗子去殼蒸熟。燕麥預先蒸熟。
2. 蘋果對切成兩份，一份去皮切小塊，一份
   連皮切成片狀。
3. 將南瓜上緣切開，放入蒸籠中蒸熟後，將
   內部南瓜挖出，形成南瓜盅備用。
4. 用調理機將挖取出來的南瓜肉，加入栗
   子、燕麥、蘋果、雞高湯、鹽巴，一同打
   成泥狀。
5. 將作法 4 倒出，用小火加熱煮滾後，再倒
   回南瓜盅裡，並以蘋果片、豌豆仁、生菜
   葉點綴即完成。

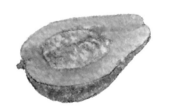

 周醫師健康好周到

栗子含有豐富的不飽和脂肪酸、維生素、礦物質，能補脾健胃。而**南瓜**既
是蔬菜，又是粗糧，且能帶來飽足感，是減肥美容者的理想食材。**栗子**、
南瓜與**蘋果**的搭配，對高血壓、冠心病等慢性病患尤為適合。

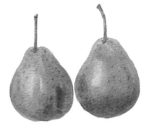

飲品（2人份）

五穀酪梨奶昔

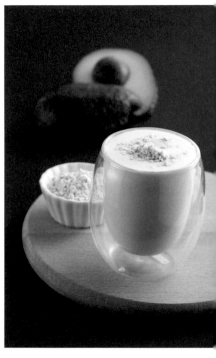

材　料　酪梨 1 顆、牛奶 500cc、
五穀粉 2 大匙

調味料　糖適量

作法
1. 酪梨去皮後切小塊。
2. 用調理機將酪梨、牛奶、五穀粉一同打成果汁。
3. 依各人口感，可加入適量的糖調味。
4. 倒入果汁杯中，灑少許五穀粉即可享用。

美味小訣竅

酪梨本身就帶有一種奶油風味，和牛奶口感十分搭配。五穀粉則可提供穀類營養和香氣，並增添整體濃稠感。無論是在夏天做冷飲，或是冬天做熱飲，都十分對味喔！

　周醫師健康好周到

酪梨是一種具高營養價值的水果，含有多種維生素、脂肪酸、蛋白質，以及高含量的鈉、鉀、鎂、鈣等元素，素有「森林奶油」的稱號。搭配**五穀粉**更增添濃郁口感，喝起來綿密潤滑，營養豐富。

三人行必有我師，喜歡在功利的社會看見希
望的種子，這次新書合作能有小黑主廚鼎力
支持，還有年輕小夥伴阿泉的認真態度與對
廚藝熱情，真的是被寶寶挖到寶了！

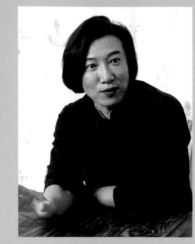

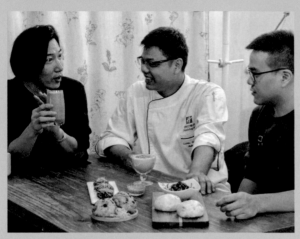

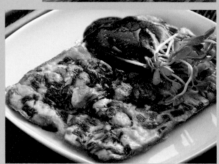

· P60 韭菜五穀石蚵煎

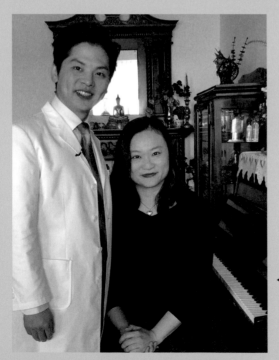

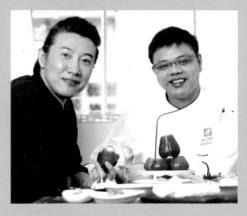

◀ 雅慧是我在《講義雜誌》合作專欄時的編輯，認
真又負責，從美食專欄到一起合作了多本著作，
每每都有花火與驚喜。

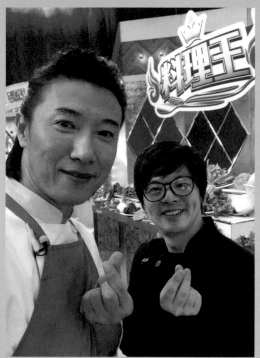

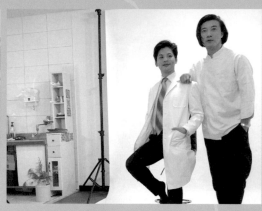

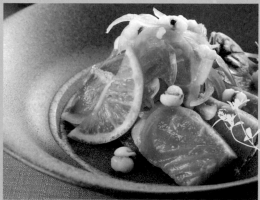

▲ 參加日本 TBS 電視台《ピラミッド・ダービー》節目「料理王」單元贏得冠軍寶座,謝謝大家一路上的愛護及支持,讓「阿鴻上菜」得以排除萬難繼續走在生活美學與美食創作的道路。

・P57 鮭魚薏仁佐橙香洋蔥

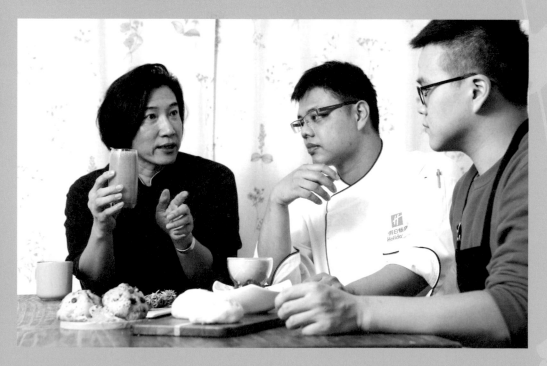

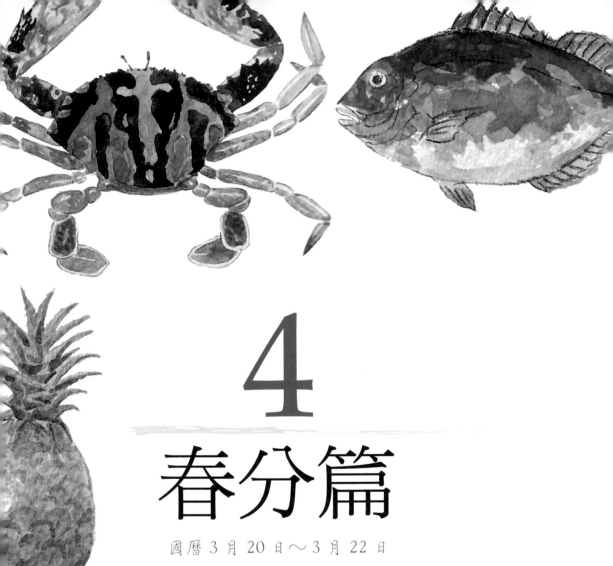

4

春分篇

國曆 3 月 20 日～ 3 月 22 日

「春分有雨家家忙，先種麥子後插秧」

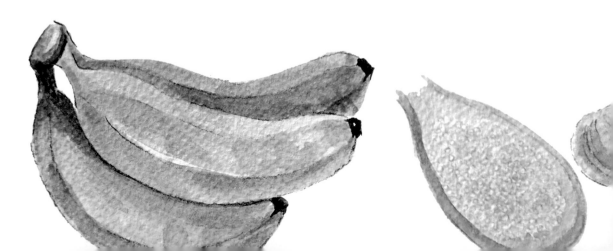

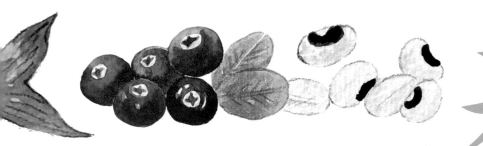

春分

關鍵字：「倒春寒」
宜　食：「春菜」
慎　防：「舊疾復發」
保　健：「每日泡腳足浴」

孔子說「不時，不食」，非節氣的食材就不吃，可見當令飲食的重要性。春分時節，要多吃大自然在春天賜予我們的食物，也就是常說的「春菜」，包括有養陽之用的：韭菜、香椿、莧菜；助長生機的：豆芽、萵苣、蔥、豆苗、蒜苗；滋養肝肺的晚春水果，如：草莓、青梅、杏、李、桑葚、櫻桃等。

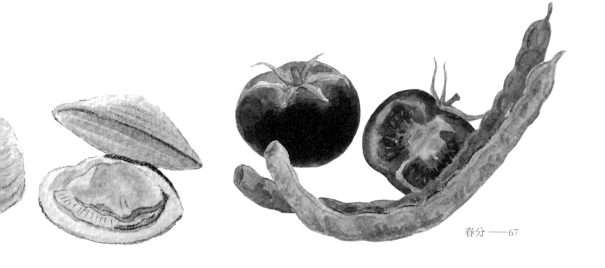

周醫師健康加油站

春分篇

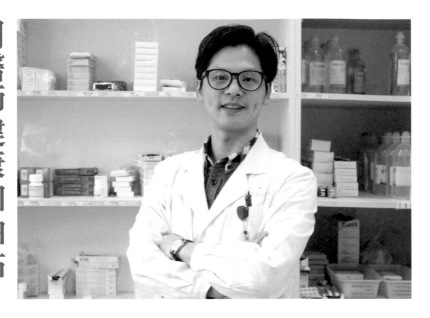

　　俗話說：「春分春分，晝夜平分。」到了春分時節，燕子南飛、春雷乍響，草木復甦，處處都是春意融融的美好景象。美中不足的是在這個節氣裡，仍不時會有寒流來襲，日夜溫差較大，「倒春寒」和「春寒料峭」可說是最傳神的形容了。由於氣候變化劇烈，可能導致人體失衡，精神焦慮不安。舉凡呼吸、消化系統的老毛病，以及高血壓、月經失調、失眠、痔瘡等都要格外小心。**要注意防寒保暖，減少到人多的聚集處，以防止交叉感染的可能。加強運動，提升免疫力，是強健體質的有效方法。**

春季的主題是「養肝」，以春菜養陽、助長生機

孔子說「不時，不食」，非節氣的食材就不吃，可見當令飲食

的重要性。春分時節，要多吃大自然在春天賜予我們的食物，也就是常說的「春菜」，包括有養陽之用的：韭菜、香椿、莧菜；助長生機的：豆芽、萵苣、蔥、豆苗、蒜苗；滋養肝肺的晚春水果，如：草莓、青梅、杏、李、桑葚、櫻桃等。值得注意的是，春季的主題是「養肝」，而酒傷肝腸，因此春季更不應飲酒。以天然草本植物沖泡，有護肝功效的菊花茶、金銀花，或者是簡簡單單的白開水，才是最適合這個節氣的飲品。

 ## 每日泡腳足浴 3 要訣

先前提到的「春睏」，發展到春分時節是有增無減。既要消除春睏，又要應對春寒料峭，「暖腳」是非常實用的方式。**春分節氣的日常保健操，推薦大家可以嘗試「每日泡腳足浴」。**泡腳，關鍵在於怎麼「泡」，切記 3 個要訣：「水要多，溫度要對，時間要長」。通常水要淹過踝部，水溫不宜過熱或過涼，大約維持在 38℃～43℃，時間以 20～30 分鐘為宜。每天或隔一天泡一次即可，泡到感覺後背或額頭微微沁出汗來，這樣就可以了。

泡腳足浴時，需要特別注意以下三點：一、泡到微微出汗即可，千萬不要泡到出大汗。二、有糖尿病或皮膚病患者，由於對外界刺激較不敏感，若是水溫過高容易導致燙傷。三、年長者浸泡太久，容易引發出汗、心慌等症狀，所以泡腳時間以 20 分鐘為宜。

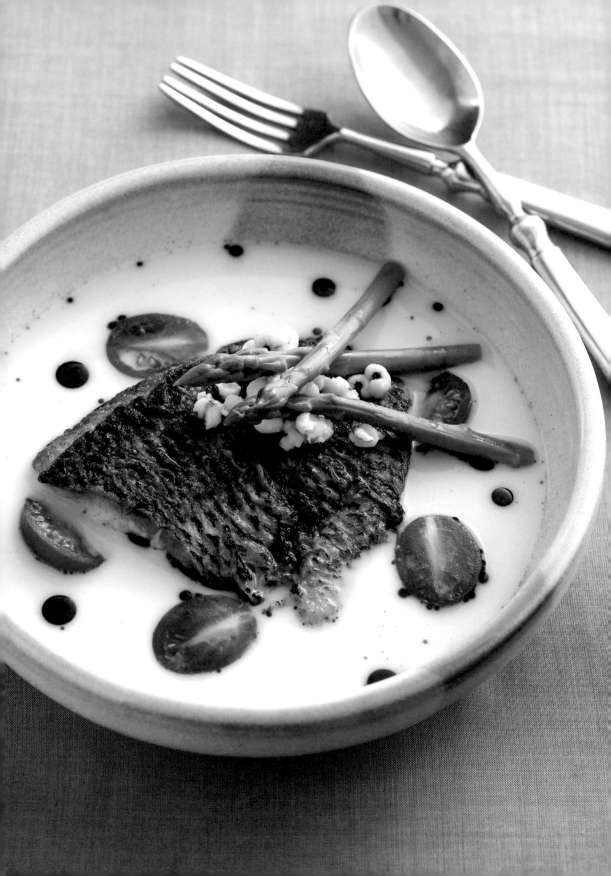

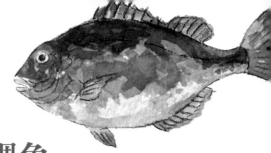

主菜（2人份）
番茄蘆筍酸湯海鯛魚

材　料　鯛魚片 300g、蘆筍 3 根、聖女番茄 3 顆、
薏仁 1 大匙

調味料　糖 1 小匙、白醋 1 小匙、奶水 1 大匙、
辣油 1/4 小匙、雞高湯 1 碗

作法

A　酸湯的部分：
1. 薑絲爆香後加入雞高湯，並用少許白醋調出酸味。
2. 加入番茄同煮 10 分鐘後，再加入薏仁，煮到湯汁帶有濃稠感。
3. 加入奶水和些許辣油，攪拌均勻即完成。

B　主菜的部分：
1. 薏仁預先煮熟，蘆筍燙熟。
2. 起油鍋，將鯛魚片兩面煎熟，盛盤。
3. 將做好的 A 酸湯澆淋在鯛魚片上即完成。

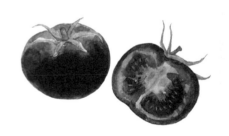

 周醫師健康好周到

蘆筍是一種營養豐富的保健蔬菜，也是著名的抗癌蔬菜，其中含有微量元素「硒」，可構成體內抗氧化酵素，促使癌細胞凋亡，進而降低各種癌症的發生率。在《神農本草經》裡，將蘆筍列為「上品之上」，平日可多多食用，有益健康。

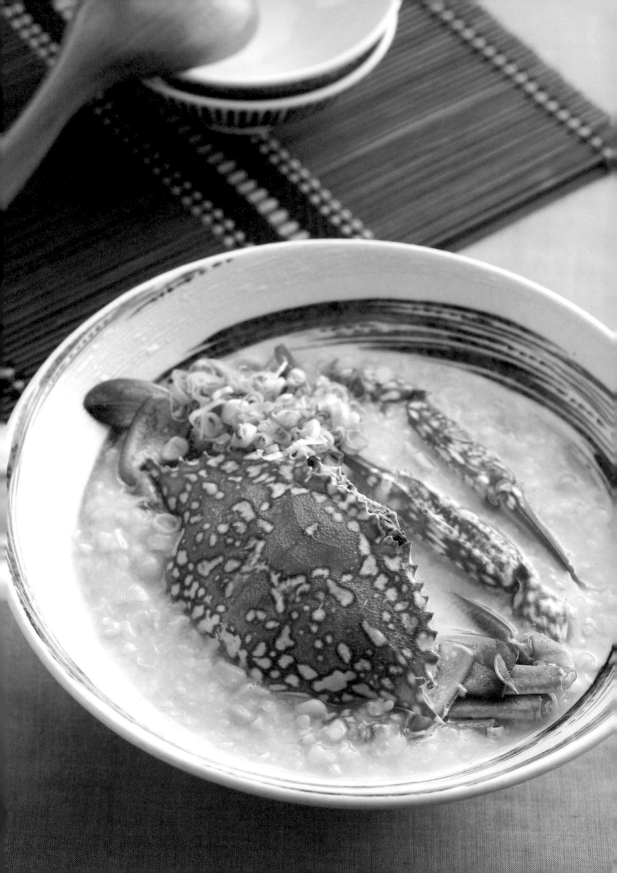

主菜（2人份）

花蟹玉米糙米粥

材　料　　　花蟹 1 隻、玉米粒 1 大匙、糙米 1 碗、
　　　　　　雞蛋 1 顆、雞高湯 450cc

調味料　　　鹽巴、胡椒、蔥花…少許

作法
1.　糙米預先蒸熟。
2.　花蟹清洗處理乾淨後，以雞高湯小火慢煮約 15 分鐘，
　　撈起備用。
3.　先把湯汁上面的浮泡撈除乾淨，然後再加入糙米、玉
　　米粒，熬煮至糙米釋出濃稠感。
4.　在粥裡頭打入蛋花增加香氣，並加入少許鹽巴、胡椒
　　調味。
5.　將螃蟹放回粥裡頭，以小火煮 3 分鐘，然後撒上少許
　　蔥花即完成。

 周醫師健康好周到

玉米是大家非常熟悉的一種粗糧，從玉米胚中所搾取出來的油
脂，含有大量不飽和脂肪酸，而且其中高達50%以上都是亞
油酸，可以幫助清除血液中有害的膽固醇，預防動脈硬化。此
外，在這道料理當中，還搭配了富含蛋白質、礦物質、纖維質
與維生素B₁等營養成份的**糙米**，兩者一起食用，可以有互相加
成的保健效果。

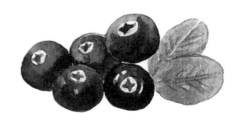

副菜（2人份）

蔓越莓薏仁蜜地瓜

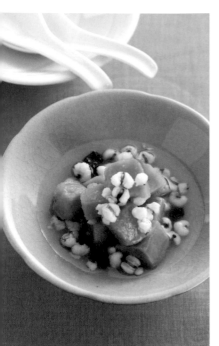

| 材　料 | 地瓜 150g、薏仁 1 大匙、蔓越莓乾少許 |

材　料　地瓜 150g、薏仁 1 大匙、
　　　　　　蔓越莓乾少許

調味料　砂糖適量

作法

1. 薏仁預先蒸熟。
2. 地瓜切塊狀放入鍋中，加入薏仁和水。水必須覆蓋超過地瓜。
3. 以小火蒸煮 25 分鐘後取出，將湯汁緩緩倒出（請小心避免地瓜破碎）。
4. 將砂糖加入湯汁當中，趁熱攪拌至溶化。
5. 將加好糖的湯汁倒回鍋內，讓地瓜浸泡在糖水中，並加入少許蔓越莓乾。
6. 再以小火蒸煮 10 分鐘即完成。不論熱食或冰涼後再吃都很美味喔！

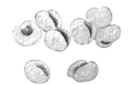

周醫師健康好周到

地瓜是理想的減肥食品，對乳腺癌、結腸癌、直腸癌有抑制效果。薏仁能祛濕健脾，且具有美容、滋補、防癌的功能。在這個節氣裡，將兩者搭配食用，對身體非常有益。另外，這道料理的特色是「蒸」，不煎不炸，強力推薦採用這種低鹽、低油烹飪方式。患有糖尿病的朋友，建議不加糖。

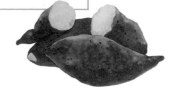

副菜（2人份）

味噌紅藜長豇豆

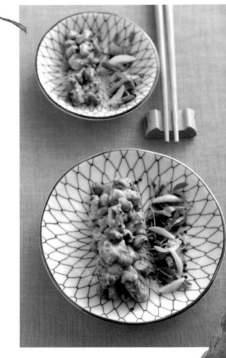

材　　料　　長豇豆（或四季豆）1小把、
　　　　　　眉豆1小把、紅藜麥少許

調味料　　　白味噌1大匙、味醂1大匙

作法

1. 紅藜麥、眉豆預先蒸熟。
2. 長豇豆切粒，汆燙後瀝乾水份。
3. 將長豇豆加入白味噌、味醂，與眉豆及
　 紅藜麥一同拌勻後即完成。

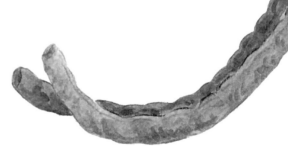

 周醫師健康好周到

紅藜麥堪稱最適合人類的完美全營養食品。單單一個**紅藜麥**所含有的營養元素，即可滿足人體基本所需。在這道料理當中，還搭配了**眉豆、長豇豆**，營養更全面，也是非常適合茹素朋友享用的一道美食。

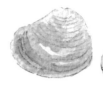
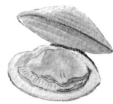

湯品（2人份）

眉豆排骨蛤蠣湯

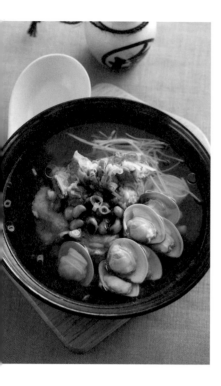

材　料　　排骨 150g、蛤蠣 200g、
　　　　　眉豆 1 大匙、牛蒡 50g

調味料　　鹽巴、蔥花、薑絲…少許

作法

1. 眉豆預先蒸熟。排骨汆燙去血水。蛤蜊預先吐沙。牛蒡切片。
2. 將排骨加入眉豆、牛蒡和水，用小火煮 40 分鐘左右。
3. 加入薑絲、蛤蜊同煮。
4. 待蛤蜊開口後，以少許鹽巴調味，最後撒上蔥花即可。

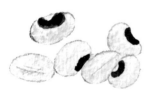

 周醫師健康好周到

豬肉與**豆類**搭配，最是相得益彰。在燉煮成湯品後，**豬肉**中的脂肪會減少 30% ～ 50%，不飽和脂肪酸增加，膽固醇含量大大降低。另外，**豆類**中所含的大量卵磷脂，能使膽固醇和脂肪顆粒變小，不沉積於血管壁，利於緩解動脈硬化的發生。在湯品中加入**蛤蜊**，更增添了一層鮮美風味。

飲品（2人份）
爆米香蕉奶泡鳳梨汁

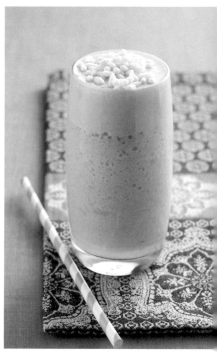

材　料　鳳梨 50g、香蕉 1 條、
　　　　　鮮奶油 1 大匙、爆米香粒少許

作法
1. 用調理機把鳳梨打成果汁。
2. 香蕉加入鮮奶油，然後用調理機打成香蕉奶泡。
3. 在透明果汁杯中，先加入半杯鳳梨果汁。
4. 然後用湯匙間隔，上層再緩緩倒入香蕉奶泡，然後撒上爆米香粒即可。

 周醫師健康好周到

很多人覺得吃**香蕉**會帶來快樂的心情，這是因為在**香蕉**裡頭含有一種特殊膠質，能使人體分泌出血清素，刺激大腦產生積極正向的情緒。而**鳳梨**口感清爽，能健胃消食、補脾止瀉。將「快樂**香蕉**」與「清爽**鳳梨**」和**牛奶**互相搭配，無論在營養上或口感上，都是絕妙組合。

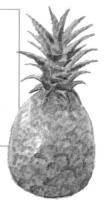

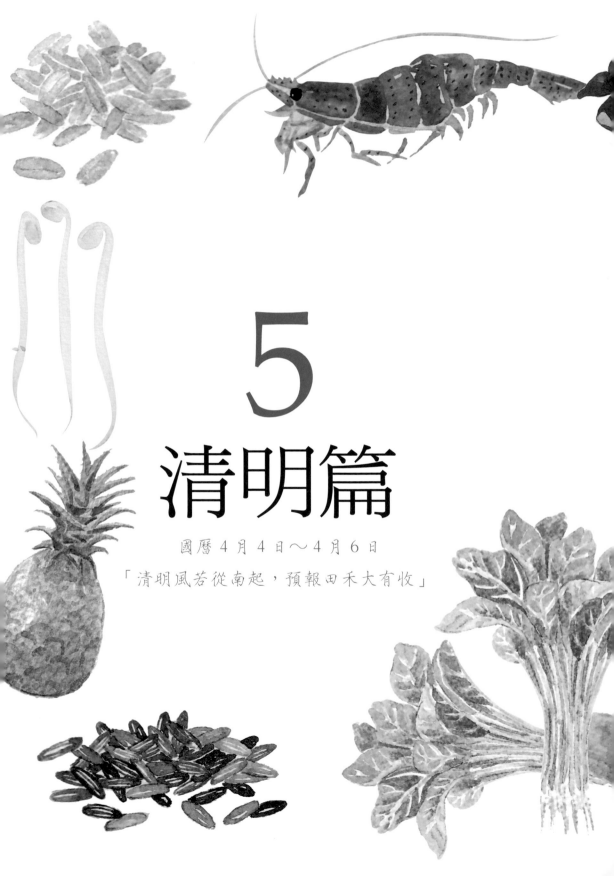

5

清明篇

國曆 4 月 4 日～4 月 6 日

「清明風若從南起，預報田禾大有收」

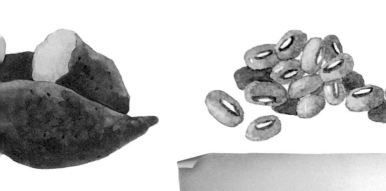

清明

關鍵字:「春遊」
宜　食:「綠葉食材」、「薯類」
慎　防:「風寒入侵」
保　健:「春遊踏青」

清明時節因為「風」和「濕」同台登場,容易引發風
寒入侵。春雨綿綿,也給各種細菌、病毒提供了有利
的生存溫床,進入呼吸道感染疾病的高峰期。此時人
體內的肝氣,已經達到頂峰,若是疏泄不當,加上情
緒波動強烈,就容易引發高血壓、冠心病。

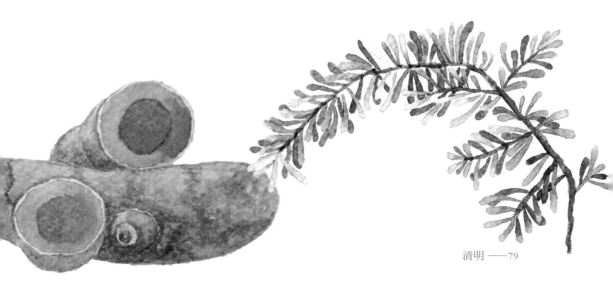

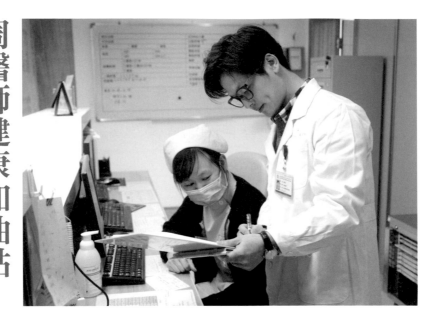

周醫師健康加油站

清明篇

「風」和「濕」同台登場，容易引發風寒入侵

「清明」是我們華人最熟悉的節氣之一，因為每年一到此時，便是掃墓祭祖的日子了。「清明時節雨紛紛，路上行人欲斷魂，借問酒家何處有，牧童遙指杏花村。」從這首杜牧的經典詩作中，點出了幾則與保健養生有關的重要線索──「雨紛紛」說明了「濕氣」很重；「欲斷魂」傳達出悲傷抑鬱的情緒；「酒家」暗示借酒消愁愁更愁。另外，王安石在春天的江南河畔，則寫下「春風又綠江南岸」的名句，暗示此一時節的「風」也不小啊！

種種線索和現實狀況比對後發現：**清明時節因為「風」和「濕」同台登場，容易引發風寒入侵。春雨綿綿，也給各種細菌、病毒提供了有利的生存溫床，進入呼吸道感染疾病的高峰期。**

防風濕兩邪、疏泄肝氣，保持心情舒暢

此時人體內的肝氣，在經歷春天前面四個節氣的生發後，已經達到頂峰，若是肝氣疏泄不當，加上情緒波動強烈，就容易引發高血壓、冠心病。

所以從西醫疾病預防的角度來看，呼吸系統方面要注意：感冒、氣管炎、哮喘易發；心血管系統要注意：高血壓、冠心病易發；在身心症方面要注意：憂鬱症、躁鬱症、精神疾病易發。

從傳統中醫養生角度來看，防風濕兩邪、疏泄肝氣、保持心情舒暢尤為重要。**飲食部分，要多吃柔肝養肺的食物，像是綠葉食材入肝，是清明節氣首選。**芹菜和薺菜，能益肝和中；菠菜，能利五臟、通血脈。而薯類則可提供人體大量的維生素 C、維生素 B_1、鉀、膳食纖維等，特別是在山藥、芋頭、紅薯當中，還含有具免疫促進效果的活性黏蛋白，可提高抵抗力。

春遊踏青、登山，活絡筋骨

在起居的部分，建議早起進行各種戶外活動，例如春遊踏青、登山、放風箏等等，不僅能舒筋活絡、暢通氣血，還能怡情養性、增強抵抗力。但活動時要量力而為，因為在這個節氣，還不適合大幅度的「動起來」，以免身心過於疲憊。衣著方面以輕便保暖為宜，可隨身攜帶一條小毛巾擦汗，比較不容易感冒。

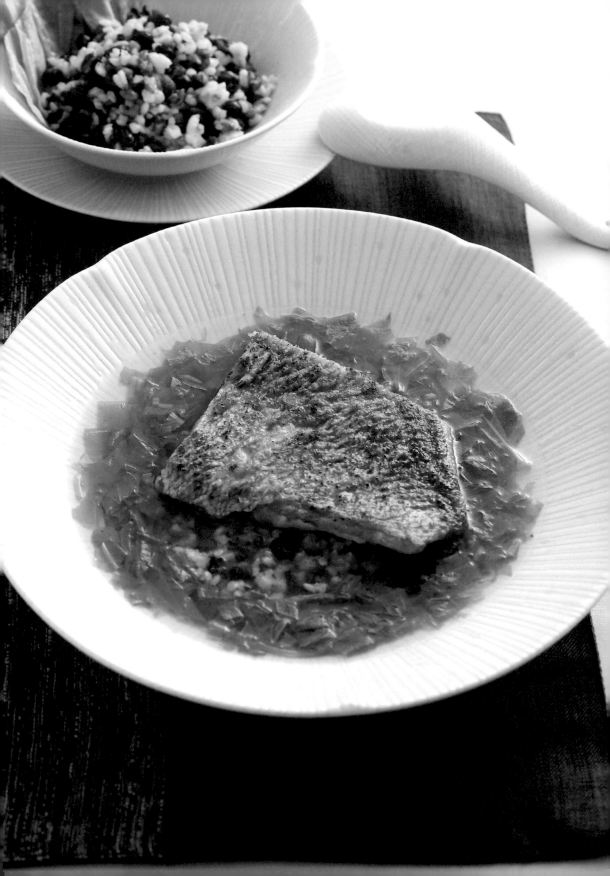

主菜（2人份）

五穀迦納莧菜羹

材　　料　　迦納魚（或其他魚類亦可）1 條、莧菜 1 小把、
　　　　　　　五穀米少許

調味料　　鹽巴 1/2 小匙、雞高湯 300cc

作法

1. 五穀米預先蒸熟。莧菜切小段。
2. 起油鍋，將迦納魚乾煎至熟後置於一旁備用。
3. 將五穀米放入雞高湯中煨煮，待湯汁略顯濃稠後，將五穀米撈取出，放入盤中央。
4. 用剩下的湯汁煨煮莧菜，待莧菜變軟後，撈出並濾去多餘汁液，圍繞在五穀米的外緣。
5. 把先前煎好的迦納魚，用過濾出來的湯汁再次回鍋煮熱，然後以少許鹽巴調味，連同湯汁倒入盤中即完成。

 周醫師健康好周到

莧菜又被稱為「長壽菜」，富含多種人體所需的維生素、礦物質，最重要的是鐵和鈣含量特別高，能強化體質、促進骨骼發育，非常適合貧血患者、孩童、長者以及手術後患者食用。搭配肉質細緻的**迦納魚**，以及高纖維質的**五穀米**一同烹煮，能一次滿足美味、窈窕、健康三種需求。

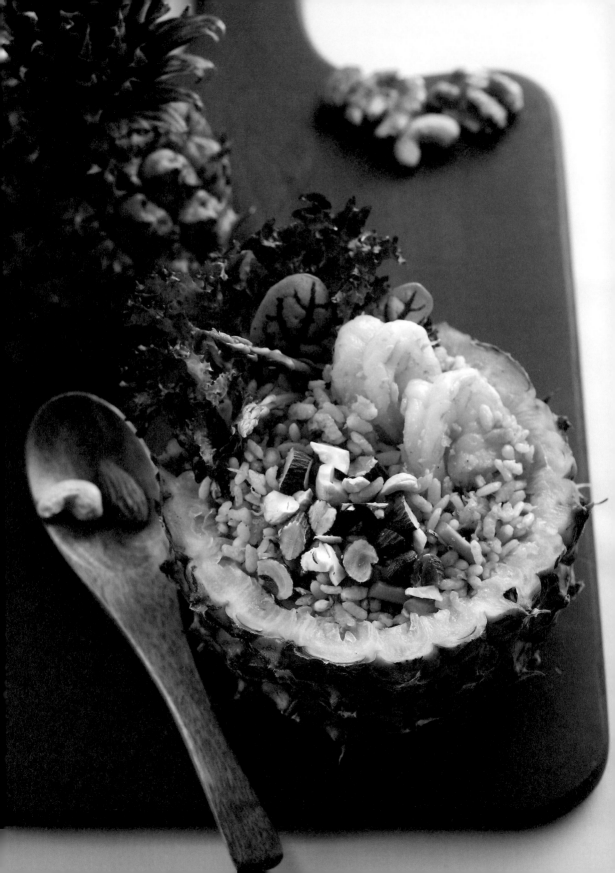

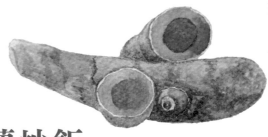

主菜（2人份）

泰式薑黃糙米菠蘿炒飯

材　　料　　鳳梨1顆、蝦仁100g、蘆筍1小把、糙米2碗、
　　　　　　雞蛋1顆、綜合堅果少許

調味料　　薑黃粉1小匙、鹽巴1/2小匙、胡椒少許

作法

1. 取新鮮鳳梨對切，將果肉挖出，作為盛裝炒飯的容器。（果肉可留下來製作飲品）
2. 糙米預先蒸熟。蝦仁、蘆筍先燙熟。蘆筍撈出後切成粒狀。
3. 熱油鍋，在鍋裡打入一顆雞蛋，加入糙米拌炒，並以薑黃粉、鹽巴、胡椒調味。
4. 加入蝦仁、蘆筍繼續拌炒，待香氣飄散出來後，即可填入鳳梨盅，最後撒上一些堅果即可。

 周醫師健康好周到

「清明時節雨紛紛，路上行人欲斷魂」，在這個細雨紛飛的節氣裡，特別容易讓人抑鬱寡歡，有沒有一種食物可以幫助我們緩解呢？有，答案是「**糙米**」。因為在**糙米**中，含有大量維生素B群和維生素E，可以幫助改善不良情緒，讓你始終充滿活力。在這道料理當中，特別以**糙米**做為主角，搭配能促進食慾的**鳳梨**和加強代謝的**薑黃**，讓你在享用的同時，也將壞心情一掃而空。

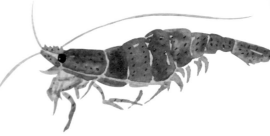

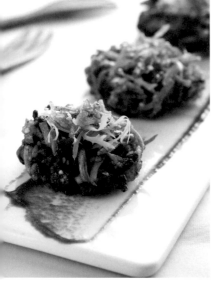

副菜（2人份）

櫻花蝦地瓜紫米煎餅

材　料　　地瓜 50g、紫米半碗、
　　　　　麵粉 1 大匙、雞蛋 1 顆、
　　　　　櫻花蝦少許

調味料　　糖粉 1 大匙

作法

1. 紫米預先蒸熟，地瓜切絲。
2. 將麵粉和雞蛋攪拌成糊狀，加入紫米、地瓜絲、糖粉拌勻後，分成均等的小圓塊狀。
3. 平底鍋預熱後，加入較多的油，以半煎半炸的方式，將地瓜紫米糊煎至酥脆。
4. 把煎好的地瓜紫米煎餅盛盤，用餘油炒香櫻花蝦撒在煎餅上，並點綴一些綠色生菜即可。

 周醫師健康好周到

薯類能健脾開胃、消食通便；紫米含有豐富鐵質，營養價值比白米和糙米更上一層樓；櫻花蝦富含蛋白質、鈣、磷等營養，是補充鈣質的最佳選擇。將這三者搭配製成煎餅，再與時令綠葉蔬菜一同享用，是一道兼具補鈣與減肥效果的養生餐。

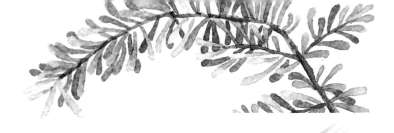

副菜（2人份）

黃豆豆芽煮鹿尾菜

材　　料　　黃豆2大匙、黃豆芽1小把、
　　　　　　　鹿尾菜1小把

調味料　　素蠔油1大匙、香油1大匙、
　　　　　　　白芝麻少許

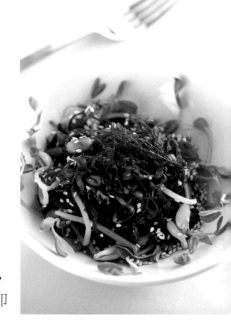

作法

1. 黃豆預先蒸熟後放涼。
2. 黃豆芽、鹿尾菜汆燙後冰鎮。
3. 取一容器，放入黃豆、黃豆芽、鹿尾菜，
   然後加上素蠔油、香油、白芝麻拌勻後即
   可享用。

美味小訣竅

鹿尾菜別名「羊棲菜」，是一種綠色或紫紅色海藻，泡水後會膨脹約3倍大小，
營養價值高，入口爽脆，非常適合加入各種醬汁做成涼拌菜。

 周醫師健康好周到

「春吃芽、夏吃瓜」，春天怎麼可以錯過**豆芽**！**黃豆芽**又名「金鉤如意
菜」，在發芽的過程中，會釋放出許多珍貴營養成份，是一款清爽天然的
健康食材。不但能清熱利濕、潤澤皮膚、烏髮美容，對青少年生長發育大
有益處，而且還含有大量鈣質，也是一款補鈣的好食材。

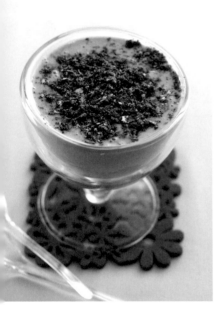

飲品（2人份）
五穀甘藷奶昔

材　料　地瓜 50g、牛奶 1 杯、
鮮奶油 1 大匙、五穀粉少許、
芝麻粉少許

作法
1. 將地瓜蒸熟後，放進調理機中，加入牛奶打成汁。
2. 再加入鮮奶油、五穀粉增加濃稠度，口感就會更滑順。
3. 將打好的奶昔倒入杯中，撒上五穀粉、芝麻粉即可享用。

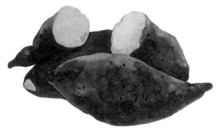

 周醫師健康好周到

這是一款粗糧搭配牛奶，完美演繹「食物補鈣」的料理。**牛奶**含鈣量豐富，每 100 克的**牛奶**當中，含鈣量約達 120 毫克，是普通人體每日鈣需求量的 1/7，為理想的食物鈣質來源。但是鈣質必須與維生素D_3結合，才能為身體所用。而這杯**五穀甘藷**奶昔中，不但有牛奶的鈣質，還結合了粗糧中的大量維生素D_3，最能幫助鎖助鈣質，讓你喝出活力與健康。

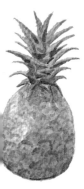

飲品（2人份）

鳳梨胡蘿蔔山粉圓

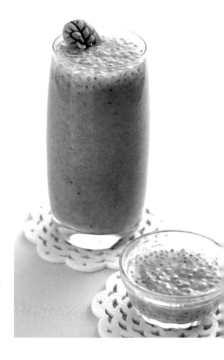

材　料　鳳梨 60g、胡蘿蔔 20g、
　　　　　山粉圓 1 小匙

調味料　蜂蜜適量

作法

1. 把山粉圓用滾水泡開，放涼後冰鎮。
2. 將鳳梨、胡蘿蔔切塊，以 3：1 的比例，用
   調理機打成果汁。若是太濃稠可再加入適
   量開水。
3. 倒入透明果汁杯中，再加入山粉圓即可。
   喜歡較甜口感者，可再加入蜂蜜調味。

周醫師健康好周到

在**胡蘿蔔**當中，除了含有能保護眼睛的胡蘿蔔素之外，還含有豐富的維生
素，以及鈣、磷、鐵等多種礦物質，可說是最好的純天然綜合維生素補充
品。多吃**胡蘿蔔**還可促進生長發育、增強免疫力，甚至具有抗癌的作用。
但食用時最好別去皮，因為它的營養精華大多都在表皮上。

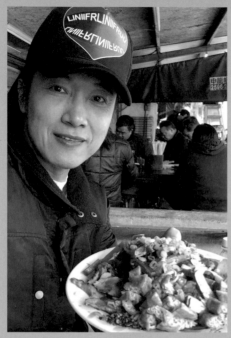

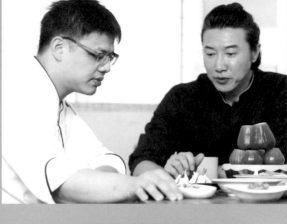

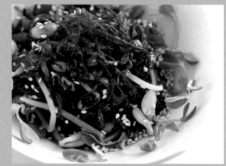

▼「開心最要緊，只要開心，自然做什麼都能順利。」這次一起工作的感覺，使我突然領悟當年小燕姐教會我的這句話，真的很有道理。謝謝小燕姐教會我帶人帶心，放心用人的大智慧。

・P87 黃豆豆芽煮鹿尾菜

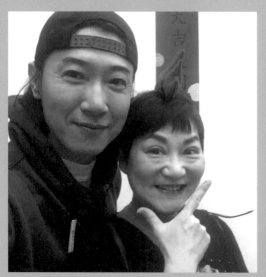

（圖／陳鴻提供）

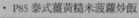
・P85 泰式薑黃糙米菠蘿炒飯

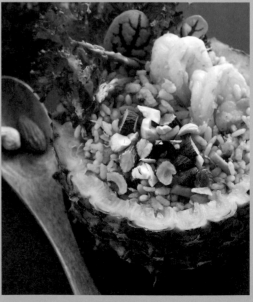

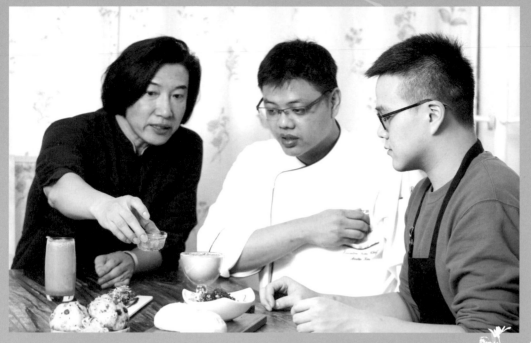

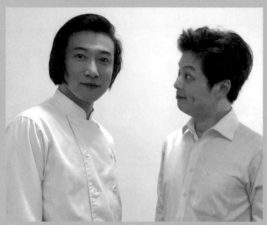

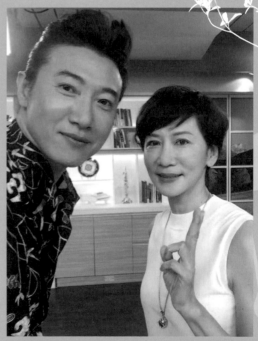

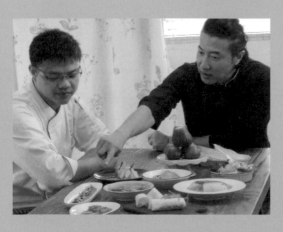

（圖／陳鴻提供）

▲ 感謝藹玲姐！您就像是我後天的親人般，無論我
走到哪，都願意站出來支持我，給予我滿滿的正
能量，讓我感受到無比的溫暖。

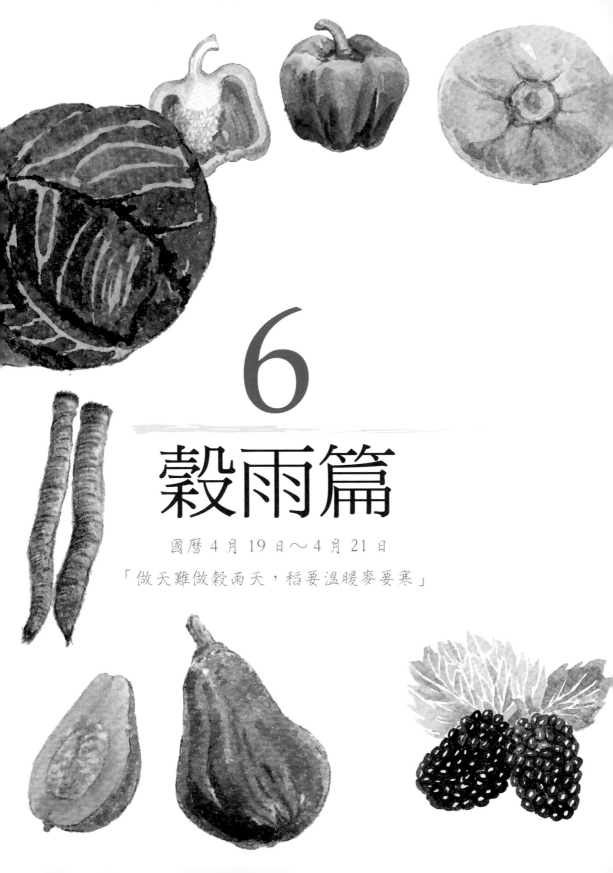

6

穀雨篇

國曆 4 月 19 日～4 月 21 日

「做天難做穀雨天，稻要溫暖麥要寒」

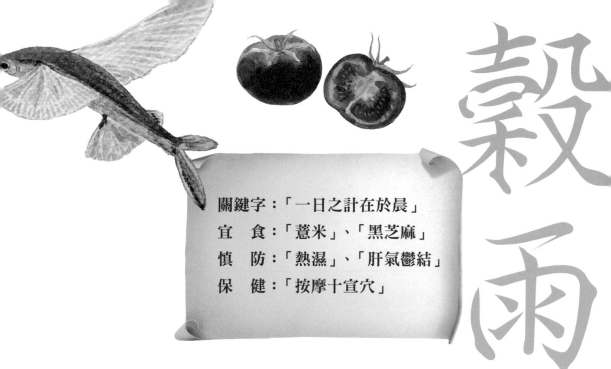

關鍵字：「一日之計在於晨」
宜　食：「薏米」、「黑芝麻」
慎　防：「熱濕」、「肝氣鬱結」
保　健：「按摩十宣穴」

常言道「春雨貴如油」，描述的是穀雨節氣雨水之於農耕的重要性。但是對我們的身體而言，這個時節的雨水卻顯得有些過多了！在春天的最後一個節氣裏，氣溫升高，降雨量增多，身體的濕氣不容易排出，稍不注意，體內的熱和濕氣相結合，就容易形成「熱濕」。

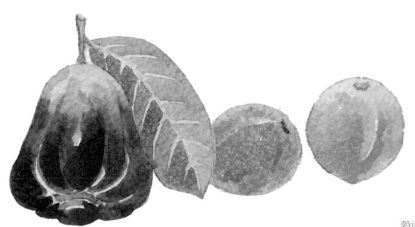

周醫師健康加油站

穀雨篇

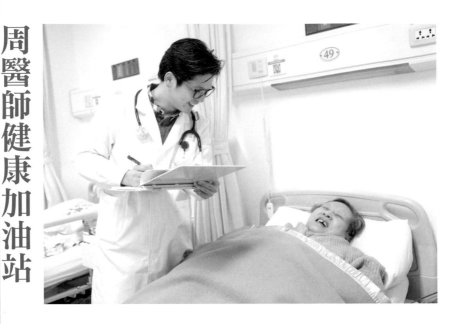

　　常言道「春雨貴如油」，描述的是穀雨節氣雨水之於農耕的重要性。但是對我們的身體而言，這個時節的雨水卻顯得有些過多了！**在春天的最後一個節氣裡，氣溫升高，降雨量增多，身體的濕氣不容易排出，稍不注意，體內的熱和濕氣相結合，就容易形成「熱濕」，會誘發老年人關節疼痛、腰背疼痛，風濕病或哮喘發作等。兒童則表現在扁桃體腫痛、支氣管炎，咳嗽等症狀。**

　　從西醫的角度來看：穀雨前後柳絮飄飛、百花齊放，是花粉過敏症的好發期。而春夏之交，也是憂鬱症等身心症的好發期。中醫認為，春季憂鬱症的發病原因在於「肝氣鬱結」。肝屬木，木應是舒展的。一旦肝氣鬱結，有如樹木被壓抑捆綁，無法隨心所欲地抽枝、生長，就會出現憂鬱、悲傷、大怒等情緒紊亂的狀況。

晨起運動，吐濁納清，有助於新陳代謝

為了預防這些疾病發生，我們需要祛濕利水，多吃一些能健脾除濕的食物，例如薏仁和山藥，還有芡實、黑豆、冬瓜、山藥、百合、木耳等，都可用來入菜或熬粥，最養脾胃。而黑芝麻、小麥胚芽等穀類食物，富含維生素 B 群，有助於緩解精神壓力和調節情緒，也非常適合在這個節氣食用。所謂「穀雨夏未到，冷飲莫先行」，**春夏之交儘管氣溫回升，仍應避免冷飲寒涼的食物**。在生活起居方面，可以適當地晚睡早起。俗話說：「一年之計在於春，一日之計在於晨」，此時的早晨，是一天中陽氣生發之時，也是一年中生機最旺盛的時候。早起進行戶外運動，可促進體內外氣體交換，吐濁納清，有助於新陳代謝，使人精力充沛。

按摩十宣穴可調節情緒，怡神健腦

日常保健運動方面，推薦大家每日「按摩十宣穴」。「十宣穴」位於十根手指尖端的正中央，左右手共十個。「宣」即為宣洩，所以刺激此穴，最能調節情緒、怡神健腦。按摩十宣穴最簡便的方式，是用拇指的指甲用力反覆重招，以有酸痛感為主，且每次不超過 5 分鐘為宜。另外，也可用「十宣」從額頭開始往後腦方向做點扣動作，既刺激十宣，又可提神醒腦，是緩解腦神經衰弱、頭痛、憂鬱症、失眠等的常用方法。

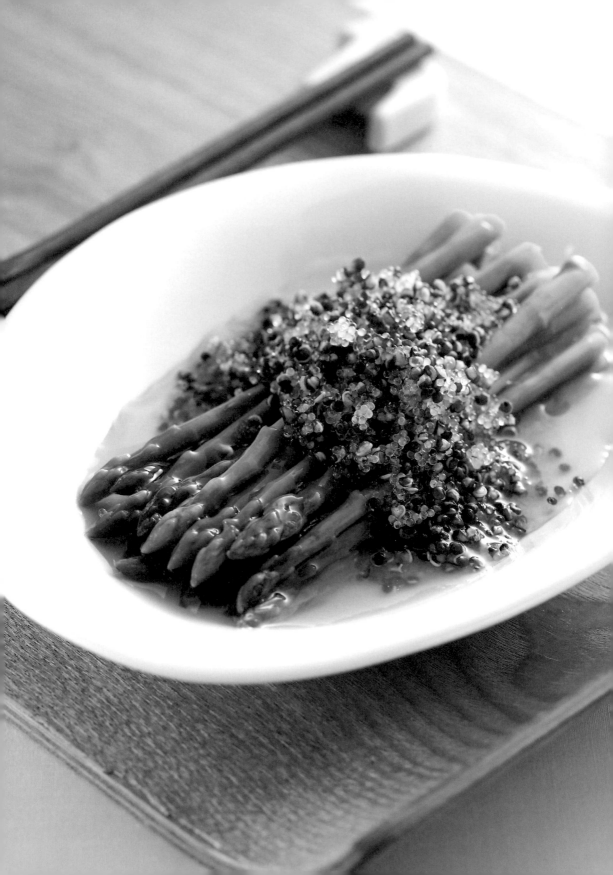

主菜（2人份）

飛魚卵紅藜蘆筍

材　料　　蘆筍 1 把、紅藜麥 1 大匙、飛魚卵 1 大匙

調味料　　鹽巴、太白粉…少許；雞高湯 150cc

作法
1.　紅藜麥預先蒸熟。
2.　蘆筍燙熟後擺盤。
3.　用雞高湯煨煮紅藜麥，加入鹽巴調味，然後用太白粉水
　　勾芡，再加入飛魚卵拌勻後做成醬料。
4.　然後將作法 3 的醬料澆淋在蘆筍上即可。

周醫師健康好周到

這道料理是來自於大海的饋贈，在這個時節剛剛出海的飛
魚所產的卵，被我們譽為「海黃金」，裡頭含有極為豐富的
營養成份，包括大量的蛋白質、鈣質、礦物質，以及維生
素Ａ、Ｂ、Ｄ等。在這道創意料理當中，還結合了全營養植物
「**紅藜麥**」以及蔬菜之王「**蘆筍**」，可說是穀雨時節補充元
氣的最佳選擇。

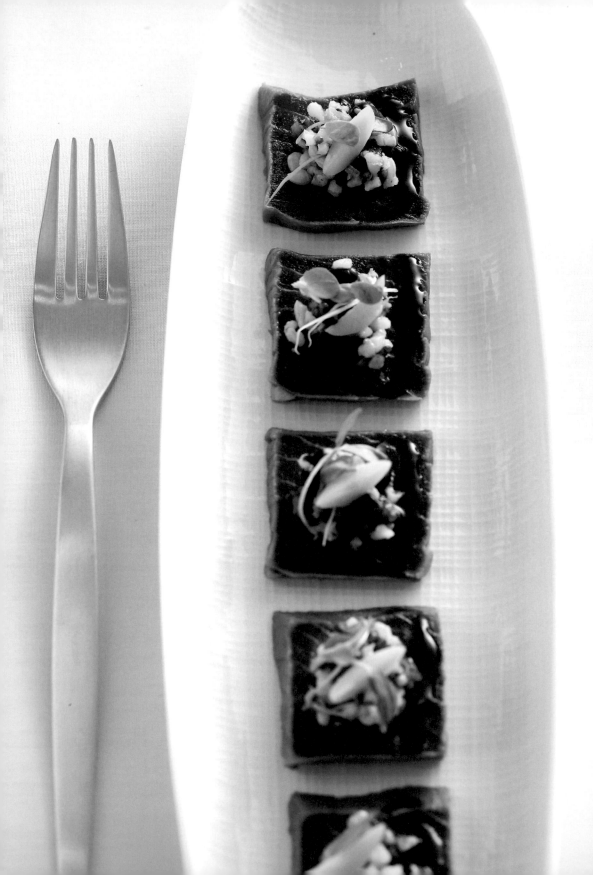

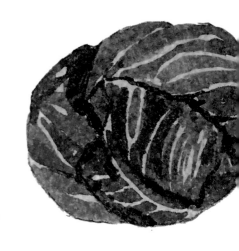

主菜（2 人份）

白果五穀金槍魚

材　料　金槍魚（或鮪魚）300g、白果 20g、
　　　　　五穀米 1 大匙、生菜少許

調味料　柴魚醬油 2 大匙、素蠔油醬少許

作法

1. 五穀米預先蒸熟。
2. 柴魚醬油加入同比例的水稀釋過。
3. 取新鮮金槍魚汆燙後冰鎮，浸泡在作法 2 的柴魚醬油
   裡醃漬 1 小時。
4. 將醃漬好的金槍魚取出，切片後排入盤中，上頭以五
   穀米、白果、生菜加以點綴。
5. 在魚肉側邊刷上少許素蠔油醬增添風味即可。

 周醫師健康好周到

「穀雨夏未到，冷飲莫先行」，在這個春夏交界的時節，天氣
漸漸熱了起來，但身體尚未適應這樣的節奏，所以並不適合
吃太過生冷的食物。在此推薦給大家這道料理，是用**五穀米**
代替沙拉醬，搭配汆燙後醃漬的**金槍魚**，是一款既能吃飽，
也能吃巧，同時營養更全方位的創意料理，讓人愈吃愈健
康，愈吃愈有味。

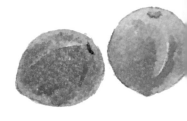

副菜（2 人份）

梅香番茄路喬漬

材　料	聖女番茄 300g、路喬 30g、
	話梅 5 顆、薏仁 1 大匙

調味料　糖 50g、白醋 40cc

作法

1. 薏仁預先蒸熟。
2. 聖女番茄先用熱氽燙過，剝除外皮。
3. 糖和白醋以 1：0.8 的比例調和成醬汁。
4. 將聖女番茄、話梅、路喬、薏仁，加入作法 3 的醬汁，再倒入可以淹過番茄的開水，放進冰箱裡醃漬隔夜即可。

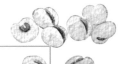

 周醫師健康好周到

穀雨節氣多雨水，因此在養生方面更需要「祛濕利水」。而**薏仁**有健脾祛濕的功效，搭配健康的**番茄**和清爽的**路喬**一同醃漬，酸酸甜甜好風味，最是讓人無法抗拒。

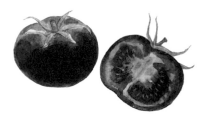

副菜（2人份）

五穀野蔬西瓜卷

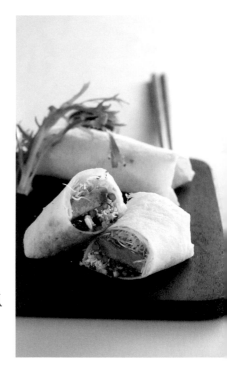

材　　料	潤餅皮、西瓜、苜蓿芽 1 小把、五穀米半杯

材　　料　潤餅皮、西瓜、苜蓿芽 1 小把、
　　　　　　五穀米半杯

調味料　五穀粉適量

作法
1.　五穀米預先蒸熟。
2.　西瓜切成長型小片。
3.　取一張潤餅皮，依序放入苜蓿芽、西瓜
　　片、五穀米等食材。
4.　灑上五穀粉，然後將潤餅捲起即可享用。

 周醫師健康好周到

這是從傳統春捲改良而來的一道創意料理。不煎不炸，符合了現代健康烹
飪方式的要求。以**苜蓿芽、西瓜片、五穀米**為餡料，不但清爽健康，讓身
體沒有負擔，也完美演繹了「粗糧細做」的精神。

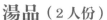

湯品（2人份）
眉豆牛蒡燉鴨湯

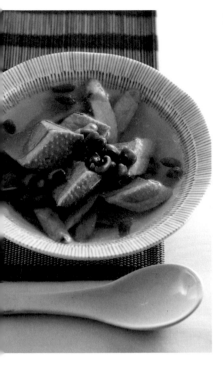

材　料	鴨肉 300g、眉豆 1 大匙、牛蒡 1 支
調味料	枸杞適量、鹽巴少許、雞高湯 450cc

作法
1. 眉豆預先燙熟。
2. 鴨肉切小塊，汆燙過血水後取出。
3. 將鴨肉、眉豆、牛蒡加入雞高湯當中，放進蒸籠裡，以小火燉煮 1 小時左右。
4. 取出後以少許鹽巴調味，上頭灑上一些枸杞即可。

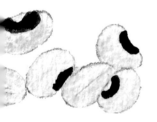

 周醫師健康好周到

鴨肉的脂肪含量適中，且多為不飽和脂肪酸，化學成份類似橄欖油，能保護心臟、預防冠狀動脈粥樣硬化，同時還具有容易消化、幾乎不會增加身體膽固醇等優點。而**牛蒡**是保健型蔬菜，營養價值和藥用價值均高，與**眉豆**一起煮湯，口感豐富又健康。

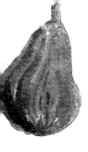

飲品（2人份）

五穀南瓜玉米汁

材　料　南瓜 200g、罐頭玉米粒 2 大匙、
五穀米 1 小匙、五穀粉 1 小匙、
鮮奶 500CC、鮮奶油 2 大匙

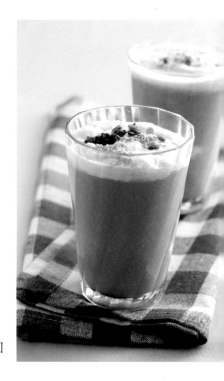

作法

1. 南瓜蒸熟後去皮備用。五穀米預先蒸熟。
2. 鮮奶油打發泡。
3. 在調理機中，加入南瓜、玉米粒、鮮奶，
   一同打成汁。
4. 取透明果汁杯，先倒入八分滿的作法 3，
   然後加入打發的鮮奶油，並灑上五穀米和
   五穀粉即可。

 周醫師健康好周到

在這道飲品當中，結合了三種高營養價值的食材，分別是**玉米**、**南瓜**和**五穀米**，除了健康養生之外，香濃滑順的口感也非常協調。**南瓜**富含果膠，可以保護胃腸道黏膜，還能黏附消除體內有害物質，非常推薦給處於大環境污染下的現代人。

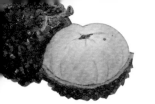
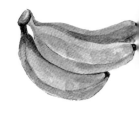

夏季總論

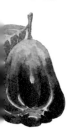

時序入夏，進入最旺盛的生長期

　　夏季共有六個節氣，分別是：立夏、小滿、芒種、夏至、小暑、大暑，歷時三個月，期間還經歷了一年當中的至陽之日「端午節」，以及細雨紛飛、陰雨連綿的「梅雨季」。夏日艷陽高照，人們的熱情也跟著被挑動起來，紛紛開始「不安於室」，想要走出戶外從事各種活動。而自然界的飛禽走獸，也大多選擇在這個季節交配，繁衍出下一代。花草植物開花結果，五顏六色，讓大地呈現出多彩多姿的繽紛氣息。

　　對於人們而言，立夏代表著春季結束，夏季由此正式展開。延續春天萬物復甦的蓬勃朝氣，一切都進入了最旺盛的生長期。在這六個節氣裡，有著充沛的陽光、豐富的雨水，以及不斷推升直到頂盛的陽氣。但同時，也暗示著就要來到盛極而衰、陽極轉陰的分水嶺了。

「熱」與「濕」，頑強的頭號敵人！

　　從中醫養生角度來看，**在這夏天的六個節氣裡，「衛陽養心」是貫串其間的重點項目。**「衛陽」的精髓，在於好好

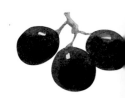

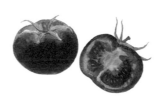

保護我們體內的陽氣，並且將環境中有益的陽氣轉化為可供我們利用的能量。

然而值此盛夏，「熱」與「濕」卻像是兩個頑強的頭號敵人，不斷對我們輪番攻擊。在溽暑難耐的情況下，最容易因為心浮氣躁而生氣發火、情緒激動，以致血管擴張、全身發熱，埋下了心血管疾病發作的導火線。因此夏季養生更講求「養心」──讓心靜下來。過去老一輩常耳提面命「心靜自然涼」，此刻想想，的確是有他的道理。

「防暑邪」、「防濕邪」、「護陽氣」

詩人泰戈爾說：「生當如夏花之燦爛，死當如秋葉之靜美」，從中可見夏季的美好與活力，我們千萬不能辜負這一年當中至陽的人間好時節。你的身體準備好迎接盛夏了嗎？在這「日頭赤炎炎」的三個月裡，我們應該如何「防暑邪」、「防濕邪」、「護陽氣」呢？要怎麼吃、怎麼活動，才能真正對身心有所助益呢？從西醫的角度來看，又潛伏著哪些疾病等待我們踏入陷阱呢？一起來探索吧！

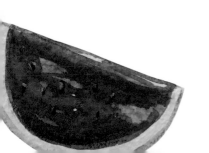

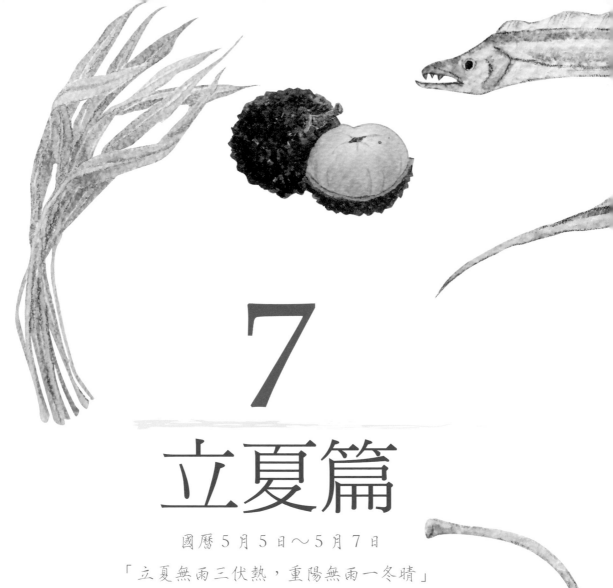

7

立夏篇

國曆 5 月 5 日～5 月 7 日

「立夏無雨三伏熱，重陽無雨一冬晴」

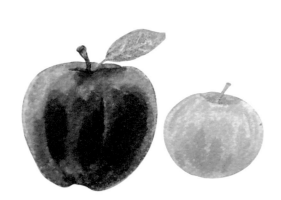

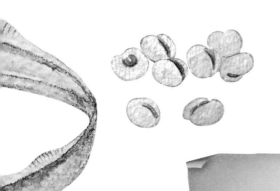

立夏

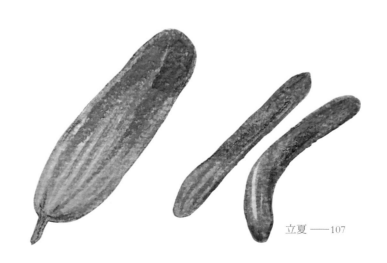

關鍵字：「注夏」
宜　食：「清淡稀食」
慎　防：「暑熱來襲易上火」
保　健：「拍打四肢」

夏季來了，豔陽高照，氣溫攀升，最真切的感受就是「熱」！無論體內、體外皆熱。不知道從何時起，許多朋友會開始感覺到：多汗疲勞、四肢無力、食欲減退，此即為「注夏」的典型癥狀，也稱為「疰夏」或「暑熱症」，尤其孩童的感受會特別明顯。

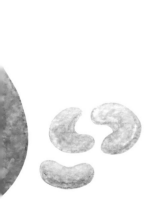

立夏篇

周醫師健康加油站

伴隨暑熱，容易出現「上火」的病症

夏季來了，豔陽高照，氣溫攀升，最真切的感受就是「熱」！無論體內、體外皆熱。不知道從何時起，許多朋友會開始感覺到：多汗疲勞、四肢無力、食欲減退，此即為「注夏」的典型症狀，也稱為「疰夏」或「暑熱症」，尤其孩童的感受會特別明顯。此時我們的臟腑呈現「肝氣漸弱、心氣漸強」的狀態，伴隨暑熱，容易出現「上火」病症，整個人顯得焦躁易怒，動不動就想發脾氣。

從西醫角度來看，立夏是口瘡、便秘、胃腸道疾病、心血管疾病的好發期。為了預防上述疾病，飲食上要儘量以清淡稀食為主，注意維生素和水份的補充，煮粥和煲湯都是不錯的選擇。多

吃些清熱利濕的消暑食物、涼性蔬菜和水果，最有利於生津止渴、除煩解暑、清熱瀉火、排毒通便，包括：苦瓜、黃瓜、番茄、芹菜、生菜、蘆筍、茄子等，都屬於涼性蔬菜。

此外，夏季人體消化系統趨弱，卻經常因為天氣炎熱，而食用一些冰凍的食品或飲料，使腸胃受到低溫刺激，導致生理功能失調，進而出現腹瀉、噁心、頭暈、嘔吐等症狀。如果食欲下降、心情煩躁，建議可用「醋」入菜，有清爽開胃的效果。在蛋白質補充方面，魚、蛋、奶、豆製品、黃鱔都是不錯的選擇。由於大量出汗是立夏時節的常態，通常容易伴隨氣虛，因此推薦大家可食用小米來補氣。小米含鉀量高，也可以補充身體因流汗而損失的無機鹽，對高血壓患者也多有助益。

拍打四肢幫助通經活絡

生活起居方面，由於立夏時節天亮得早，晝長夜短，大家多半是晚睡早起，可以適度增加午睡時間，以確保體力充沛。日常保健操方面，推薦大家每日拍打四肢，幫助通經活絡、強化臟器循環。方法非常簡單：兩腳張開與肩同寬，將左手臂向前平舉，右手掌弓成空心狀，依序拍打左肩、左臂、左手肘。然後改成相反方向重覆一次。接著將雙手手掌往下，沿大腿內外側、膝關節、小腿內外側一路拍打，次數不拘，只要有空時便可進行。

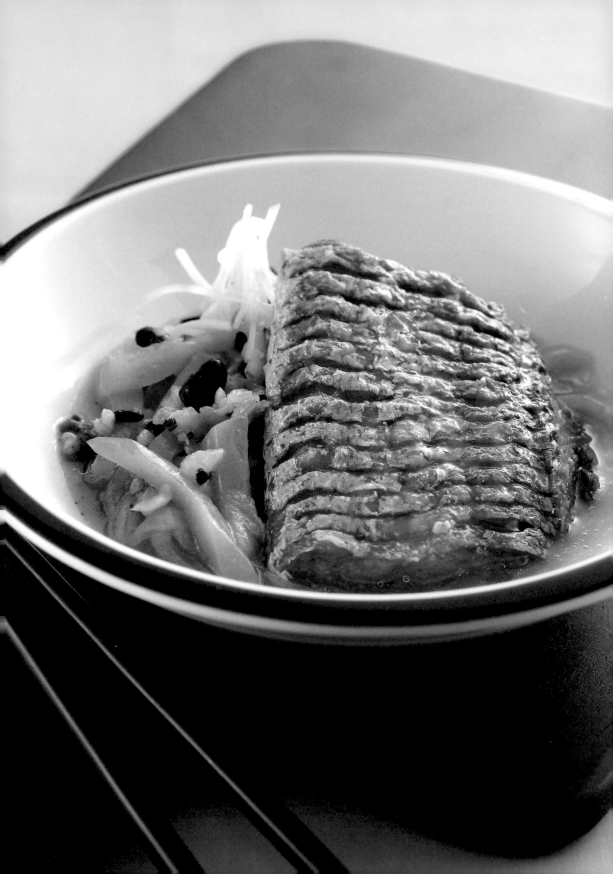

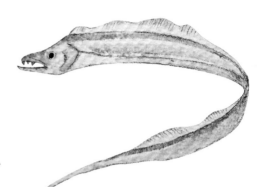

主菜（2人份）
白帶魚薏仁煮瓠瓜

材　　料　　白帶魚 2 片、瓠瓜 1 條、薏仁 2 大匙、
眉豆 1 小匙

調味料　　鹽巴、胡椒、薑絲…各少許；高湯 1 量米杯

作法
1.　薏仁、眉豆預先蒸熟。瓠瓜切小塊。
2.　將白帶魚雙面煎熟後，加入高湯、薑絲同煮 5 分鐘。
3.　將白帶魚取出備用。然後在湯汁中加入瓠瓜、薏仁、眉豆，
煨煮 10 分鐘。
4.　加入少許鹽巴、胡椒調味後，再放入白帶魚同煮 3 分鐘即可
盛盤享用。

 周醫師健康好周到

到了立夏，濕氣還是很重，這道料理中的**薏仁**，具有清熱利
濕的作用，可以幫助我們排除體內濕氣。而**白帶魚**富含維生
素D，可促進鈣質吸收；含有鎂，可幫助增強記憶力、讓智
力發育更完善，還可以改善高血壓和高血脂、預防老年失智
症，特別推薦成長中的孩童、青少年以及長者食用。

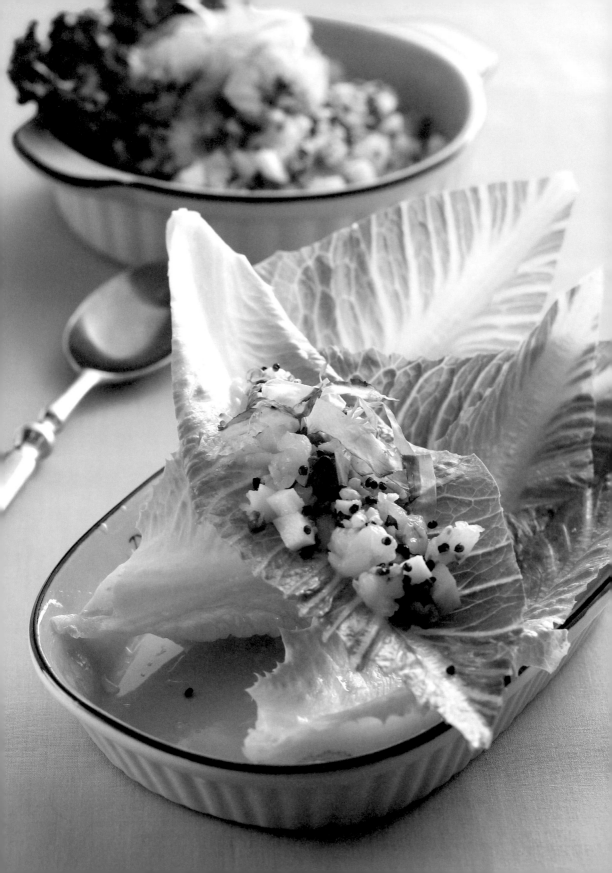

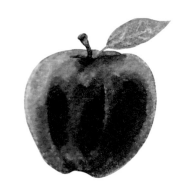

主菜（2人份）

五穀養生蘋果蝦鬆

材　料　　蝦仁10尾、蘋果半顆、芹菜1根、蘿蔓葉數片、
　　　　　紅藜麥2小匙、蒜2瓣

調味料　　鹽巴、胡椒、香油、柴魚片⋯各少許

醃　料　　蛋白1顆、太白粉2小匙、胡椒粉1小匙

作法
1.　紅藜麥預先蒸熟。
2.　將蝦仁加入醃料中拌勻，靜置10分鐘備用。
3.　蘿蔓葉洗淨、冰鎮後，瀝乾水分備用。
3.　蒜切末。芹菜、蝦仁切丁。蘋果去皮切丁。
4.　起油鍋爆香蒜末，然後放入蝦仁拌炒至變色。
5.　加入芹菜丁、紅藜麥一同拌炒，待水份收乾後，以少
　　許鹽巴、胡椒調味。
6.　起鍋前加入蘋果丁、香油拌勻，鋪在蘿蔓葉上，並灑
　　上少許柴魚片增添風味即可。

 周醫師健康好周到

這是一道改良版的健康蝦鬆料理，使用**蘋果丁**、**紅藜麥**、**五穀米**等養生食材來代替老油條。如此一來，既有爽脆口感，又有清甜果香，還有粗糧的營養與飽足感，一舉數得，好處多多。

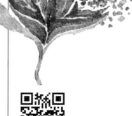

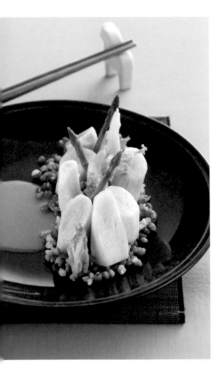

副菜（2人份）

紅米胡麻美人腿

材　料	茭白筍 3 根、紅薏仁 1 大匙、蘆筍 2 根、蘿蔓生菜心 2 片
調味料	和風胡麻醬 1 大匙

作法

1. 紅薏仁預先蒸熟。
2. 茭白筍、蘆筍用水煮熟後冰鎮備用。
3. 把冰鎮好的茭白筍切段立於盤中，灑上紅薏仁，並以蘆筍、蘿蔓生菜心點綴其間。
4. 淋上和風胡麻醬汁即可享用。

 周醫師健康好周到

茭白筍必須在水中生長 4 個月左右才能收成，所以又稱為「水筍」，口感鮮甜脆嫩，水份豐富，具清熱解毒作用，非常符合立夏節氣的養生需求。此外，由於**茭白筍**的碳水化合物、脂肪含量都很低，所以也特別推薦給有減重需求及高血脂患者食用。

副菜（2人份）
糙米豆腐瓠瓜封

材　料　瓠瓜 1 條、糙米 1/2 量米杯、
豆腐 1 塊、紅藜麥 1 小匙、
太白粉 2 小匙、調味素高湯 2 大匙

醬　汁　南瓜 1 小塊、鹽巴、雞高湯適量

作法

A　醬汁的部分：
1. 南瓜蒸熟後，加入雞高湯、鹽巴，然後以
調理機打成醬汁即可。

B　糙米豆腐瓠瓜封的部分：
1. 將糙米、紅藜麥預先蒸熟。
2. 瓠瓜洗乾淨後去皮，攔腰切對半。取下端較圓處，用水稍微煮軟，
然後將籽挖出，形成瓠瓜盅。
3. 將糙米、豆腐、太白粉以及調味素高湯用調理機打成泥，填入
瓠瓜盅內。
4. 取一深盤，下方墊上一張錫箔紙或料理紙預防沾黏。將瓠瓜以
切口朝下的方式置入盤中，然後放進蒸籠內蒸 40 分鐘左右。
5. 將瓠瓜取出後，上頭澆淋 A 醬汁，並灑上紅藜麥即可。

周醫師健康好周到

瓠瓜是涼性蔬菜的典型代表，有美容、減肥、清熱、解毒、利水、消腫等
作用；**豆腐**營養豐富，鈣含量高；**糙米**具有豐富維生素、礦物質與膳食纖
維。利用這三種健康食材創作出的料理，是立夏時節的餐桌良伴。

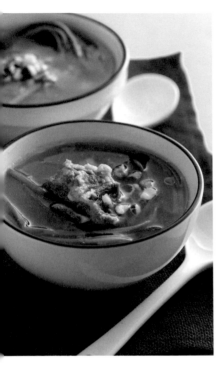

湯品（2人份）

空心菜芡實排骨湯

材　料　　排骨半斤、空心菜1把、
　　　　　芡實 1/2 量米杯

調味料　　鹽巴、胡椒、香油…各少許；
　　　　　米酒 2 大匙

作法

1. 排骨汆燙去血水。空心菜切小段。芡實預
   先蒸熟。
2. 將排骨加入清水中燉煮 30 分鐘。
3. 湯中加入芡實，續煮 20 分鐘，然後以鹽
   巴、胡椒、香油、米酒調味。
4. 加入空心菜燙熟後即可起鍋。

 周醫師健康好周到

立夏後應多食涼性蔬菜，有利於生津止渴、清熱解暑。而**空心菜**是此一節
氣的新鮮時蔬，亦為鹼性蔬菜，營養價值很高。**芡實**有補中益氣、除暑疾
的作用，與**排骨**一起燉湯，能補充身體所需能量，但要注意**芡實**一次不宜
食用過多，以免難以消化，且婦女產後忌食。

飲品（2人份）

桂花荔枝薏仁羹

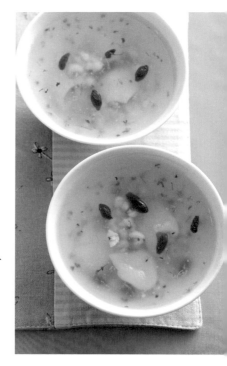

材　　料　　荔枝 6 顆、薏仁 2 大匙、
　　　　　　　枸杞少許、水 4 碗

調味料　　桂花醬 1 小匙、冰糖適量

作法

1. 取 2 只空碗，將荔枝剝皮去籽後平均放入
   碗中，並加入少許枸杞。
2. 薏仁加水，燉煮出黏稠度。
3. 加入冰糖和桂花醬調味，然後盛入作法 1
   的碗中。
4. 放進蒸籠或電鍋裡燉煮 10 分鐘後即完成。
   熱食或冰涼後再吃都很美味。

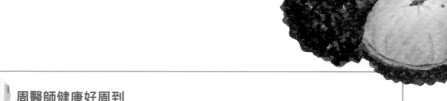

周醫師健康好周到

荔枝是這個節氣的時令水果，有開胃益脾、促進食慾、補腦健身的作用，
尤其適合體質虛弱者食用。立夏節氣要防注夏（暑熱症），不妨吃些**荔
枝**，但是以每日 3～5 顆為宜，不可一次食用過多。有上火症狀者忌食。

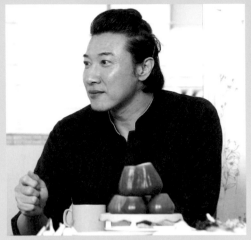

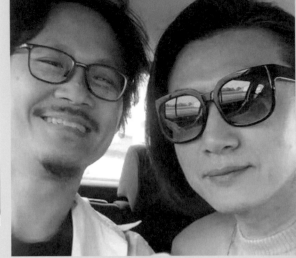

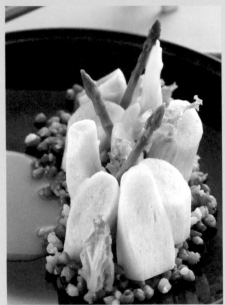

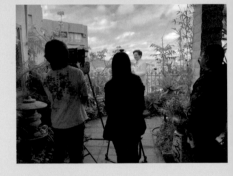

・ P114 紅米胡麻美人腿

感謝幕後剪刀手蔡庚辛導演為本書跨刀拍攝養生視頻。
從「阿鴻上菜」製作人到專業影片導演,一路走來,默
默記錄素人成為達人的歷程。　　　（照片／陳鴻提供）

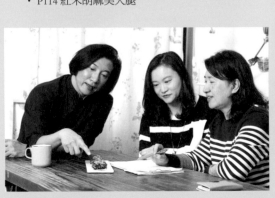

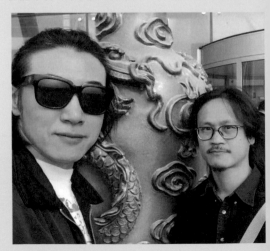

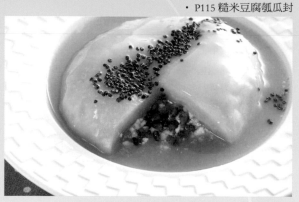

· P115 糙米豆腐瓠瓜封

▼ 只要能把自己擅長的部分做到最精、做到
最純，你就是真金不怕火煉。在這個時
代，消費者會願意用更多的時間去欣賞
你的作品。小黑主廚加油、阿泉加油，
你們很棒，我不會看走眼的！

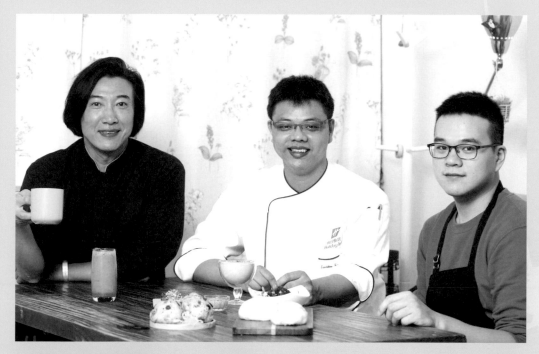

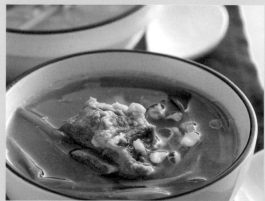

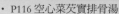

· P116 空心菜芡實排骨湯

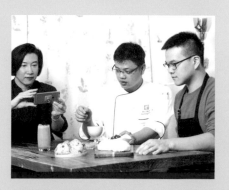

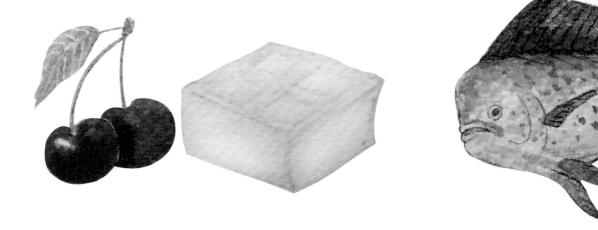

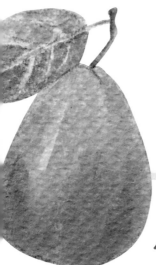

8

小滿篇

國曆 5 月 20 日～5 月 22 日

「玉曆檢來知小滿，又愁陰久礙蠶眠」

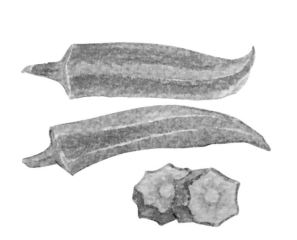

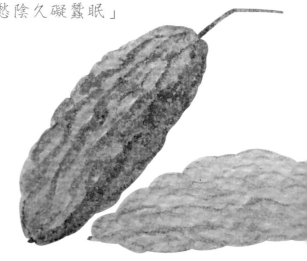

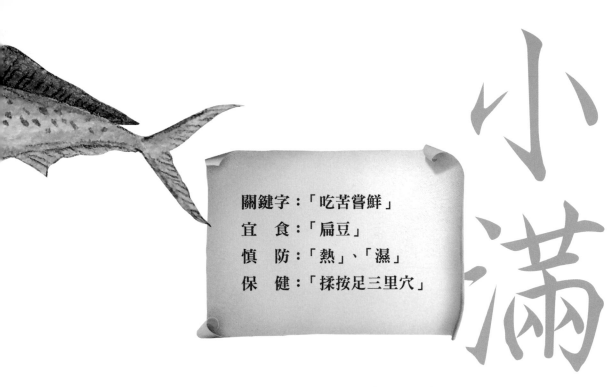

關鍵字：「吃苦嘗鮮」
宜　食：「扁豆」
慎　防：「熱」、「濕」
保　健：「揉按足三里穴」

小滿的「滿」，一則有大麥、冬小麥等夏收作物籽粒飽滿之意；二則有雨水充沛盈滿之意。小滿過後，天氣逐漸炎熱，雨水開始增多，預示著悶熱、潮濕的夏季即將登場。而值此同時，大自然中的陽氣已經相當充實，也處於一個「小滿」的狀態。暑氣與濕氣聯手來襲，容易引發四肢沉重、疲勞、失眠、食欲下降、噁心、頭暈等症狀。

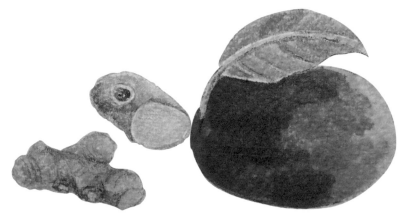

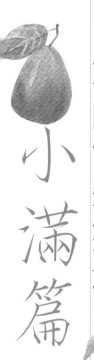

小滿篇

周醫師健康加油站

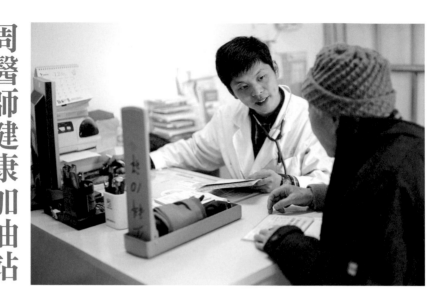

小滿節氣養生重點在於「防熱防濕」

小滿的「滿」，一則有大麥、冬小麥等夏收作物籽粒飽滿之意；二則有雨水充沛盈滿之意。小滿過後，天氣逐漸炎熱，雨水開始增多，預示著悶熱、潮濕的夏季即將登場。而值此同時，大自然中的陽氣已經相當充實，也處於一個「小滿」的狀態。**暑氣與濕氣聯手來襲，容易引發四肢沉重、疲勞、失眠、食欲下降、噁心、頭暈等症狀。**

從西醫角度來看，天氣悶熱潮濕，舉凡：風濕病、腳氣、濕疹、痤瘡、婦科炎症、水腫、肥胖等病症也都伴隨而至。因此小滿節氣的養生重點，是要做好「防熱防濕」的準備。**在食物方面，想要吃出「健脾祛濕、清心祛暑」的效果，就需要我們「吃**

苦嘗鮮」了！也就是在日常飲食當中，可以適量補充屬性「甘涼」或「甘寒」的食物。

　　所謂的「吃苦」，是指多吃帶有苦味的蔬菜，因為它們通常屬性「甘涼」或「甘寒」，例如：苦瓜、苦菜、筍、蕪菁（大頭菜）等等。而所謂的「嘗鮮」，則是要吃當令時鮮，例如黃瓜、櫻桃等，能有效補充維生素、水份和微量元素。粗糧方面，向大家推薦「扁豆」，能健脾和中、消暑清熱、解毒消腫。中醫主張「夏養心」，而心喜涼，可以適量食用一些帶有酸味的食物。由於夏天排汗量大，也別忘了多喝一些清淡、容易消化的羹湯或果汁。

日常保健——揉按足三里穴

生活起居方面，仍建議大家順應夏季陽消陰長的規律，晚睡早起，適度增加午睡時間。此外，不宜從事劇烈運動，以避免大汗淋漓，既損陰也傷陽。由於天氣炎熱、情緒波動強烈，容易引發高血壓、心腦血管疾病，因此「平心靜氣」才是養心上策。日常保健方面，可以經常揉按足三里穴——採坐姿，膝屈曲，手掌心貼於膝蓋骨上，四指自然垂放，此時無名指尖觸碰到的位置即為足三里穴。請以拇指著力於此穴位上揉按，讓刺激充分達到肌肉組織深層，產生酸、麻、脹、痛等感覺，持續數秒後漸漸放鬆。經常揉按此穴位，能幫助調節免疫、增強抵抗力。

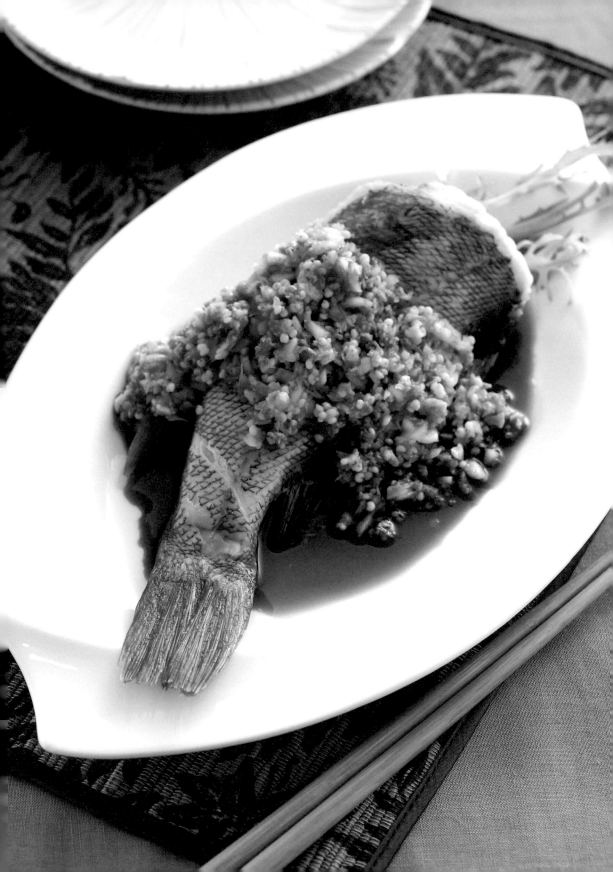

主菜（2人份）
小米蒜蒸石狗公

| 材　料 | 石狗公1尾、蒜10瓣、小米2大匙 |

| 調味料 | 香油少許、柴魚醬油1大匙 |

作法
1. 小米預先蒸熟。
2. 蒜切末，均分成兩份。
3. 起油鍋，將一份蒜末炒香成蒜酥。
4. 將炒好的蒜酥，和另一份生蒜末、小米、香油、柴魚醬油以及2大匙的水拌勻後，淋在魚肉上。然後放入蒸鍋，以大火蒸15分鐘即可完成。

 周醫師健康好周到

小滿節氣已經進入夏天了，在身體調養方面，要儘量避免燒烤或油炸的飲食。這道料理利用健康的蒸煮烹調方式，以蒜香帶出**石狗公**的自然清甜好味道，再利用**小米**吸附魚汁中的鮮味精華，吃一口你就明白：原來養生也可以很美味！

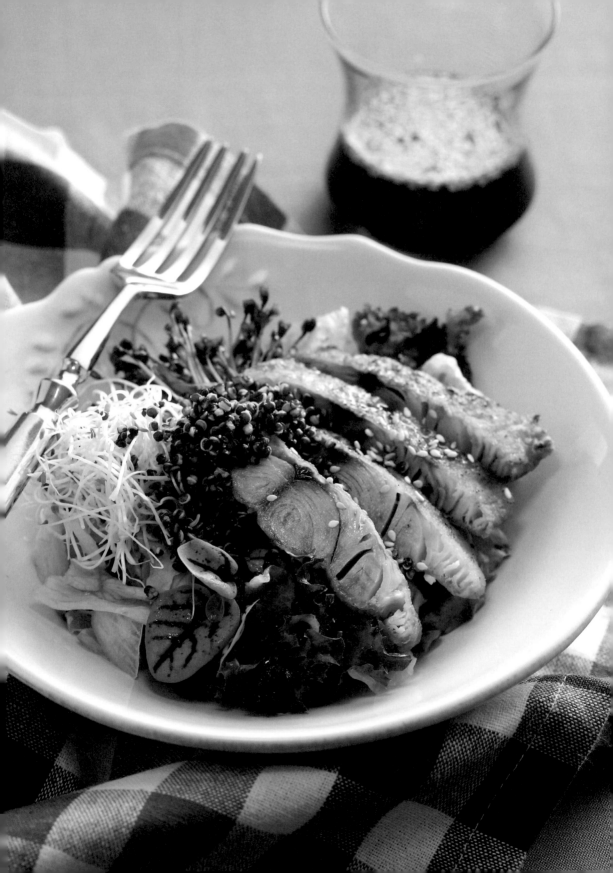

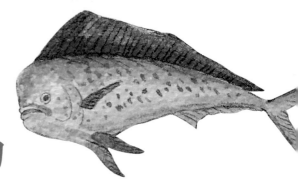

主菜（2人份）

和風生菜鬼頭刀

材　料　鬼頭刀1大片、各色生菜及苜蓿芽適量、
　　　　　蛋1顆、紅藜麥1小匙、白芝麻少許、
　　　　　太白粉1大匙

調味料　和風胡麻醬

作法

1.　將蛋液和太白粉調成薄薄的麵衣。
2.　將各色生菜洗淨冰鎮後瀝乾備用。
3.　鬼頭刀先用少許鹽巴醃過，然後裹上作法 1，以小火
　　半煎炸的方式，煎至魚肉熟透後取出，切成小塊。
4.　將各色生菜、苜蓿芽排入盤中鋪底，放上鬼頭刀，灑
　　上紅藜麥及白芝麻。
5.　食用前，再淋上和風胡麻醬即可。

 周醫師健康好周到

鬼頭刀是小滿節氣的盛產漁獲，含有豐富維生素B_6、菸鹼酸、蛋白質、脂肪，在這個季節享用最是美味，能讓你一口吃進來自大海的生命力。在天氣漸漸炎熱的夏日，將**鬼頭刀**搭配各色**生菜**佐和風醬汁享用，堪稱視覺與味覺的雙重饗宴。

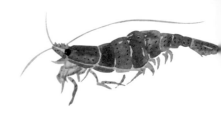

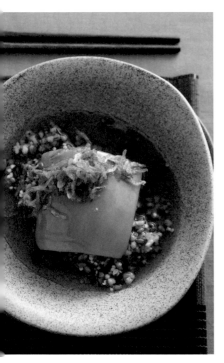

副菜（2 人份）

櫻花蝦薏仁燉煮瓠瓜

材　料	瓠瓜半條、櫻花蝦 1 小把、 薏仁 2 大匙、雞高湯 1 量米杯

調味料	柴魚醬油 2 小匙、太白粉 1 小匙

作法

1. 薏仁預先蒸熟。櫻花蝦用少許油乾煸出香氣備用。
2. 瓠瓜切塊狀，加入雞高湯燉煮至軟。
3. 先以柴魚醬油調味後，再加入少許太白粉水勾芡。
4. 加入薏仁續煮 5 分鐘後盛盤，並灑上櫻花蝦即可享用。

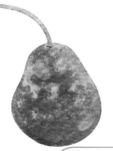

 周醫師健康好周到

在小滿節氣想吃出「健脾祛濕、清心祛暑」的效果，就要懂得「吃苦嘗鮮」。像是**瓠瓜**這種典型的涼性蔬菜，即屬小滿節氣的當令時鮮，有美容、減肥、清熱、解毒、利水、消腫的作用。搭配能健脾去濕的**薏仁**，以及海中超強補鈣食物**櫻花蝦**，簡簡單單卻最有滋味。

副菜（2人份）

胡麻柴魚涼拌豆腐秋葵

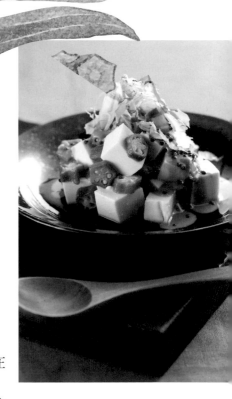

材　　料　　豆腐1盒、秋葵數根、
　　　　　　柴魚片適量、紅藜麥1小匙

調味料　　和風胡麻醬1大匙

作法
1. 紅藜麥預先蒸熟。
2. 秋葵汆燙熟，過冰水後切成薄片。
3. 豆腐切成小粒方塊，和作法2的秋葵拌在一起，盛盤。
4. 淋上和風胡麻醬，灑上紅藜麥，並放上柴魚片即完成。

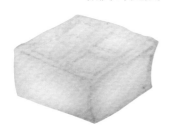

 周醫師健康好周到

秋葵性寒、味苦，有補腎壯陽、清熱利濕的功效；豆腐性涼、可益氣中和、生津潤燥、清熱解毒。加入**紅藜麥**、**柴魚**後，更增添營養與風味。這道料理利用涼拌的烹調方式，在夏天吃最是爽口開胃。

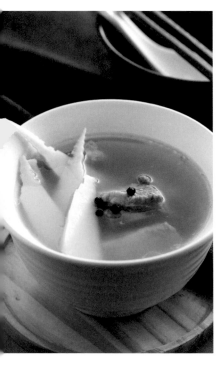

湯品（2人份）
馬告綠竹筍排骨湯

材　料　排骨半斤、綠竹筍1支、
　　　　　馬告少許、薑1小塊

調味料　胡椒、鹽巴⋯各少許

作法
1. 薑切片。綠竹筍帶殼整支泡在水中，煮40
   分鐘左右至熟（水中加少許生米，煮出來
   的筍會更甜，或是用電鍋蒸熟亦可）。
2. 將煮熟後的綠竹筍取出，去殼切成片狀。
3. 排骨汆燙去血水，然後加入清水、薑片、
   馬告，以小火熬煮30分鐘左右。
4. 待排骨出味後，再加入筍片續煮15分鐘，
   並以少許鹽巴、胡椒調味即可。

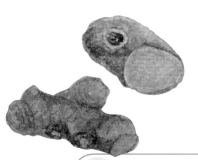

 周醫師健康好周到

小滿節氣莫忘「吃苦嘗鮮」的養生口訣！此季的**綠竹筍**，正是典型的「苦
味」蔬菜，富含優質蛋白質以及人體所需的18種胺基酸，而且粗纖維豐
富，能促進腸道蠕動、幫助消化、防止便秘。與排骨一起燉湯，還可以吸
附大量油脂，讓湯頭喝起來更清爽美味喔！

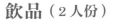

飲品（2人份）
小米楊枝甘露

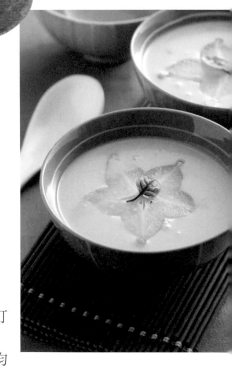

材　料　　西谷米 3 大匙、楊桃 2 片、
　　　　　　愛文芒果 1 顆、鮮奶 250cc、
　　　　　　椰漿 100cc、
　　　　　　柚子肉少許（亦可不加）

調味料　　果糖適量

作法
1.　將西谷米預先煮好，放冷備用。
2.　將愛文芒果加入椰漿、鮮奶，用調理機打
　　成果汁。
3.　加入預先煮好的西谷米和柚子肉攪拌均
　　勻。偏好較甜口感者可再加入適量果糖。
4.　盛入碗中，上頭以楊桃點綴即可。

 周醫師健康好周到

西谷米是一種加工米，主要成分為澱粉，有溫中健脾，治脾胃虛弱、消化不良的效果。**椰漿**清涼消暑、生津止渴，適合在夏天享用。這道飲品帶有濃濃的南洋風，配合時令水果別具夏日風情，但也提醒糖尿病患者不適宜飲用。

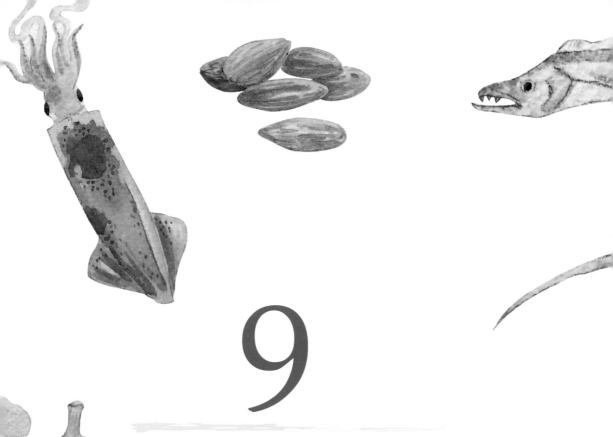

9
芒種篇

國曆 6 月 5 日～ 6 月 7 日

「芒種雨，水流坑；芒種晴，日晒路」

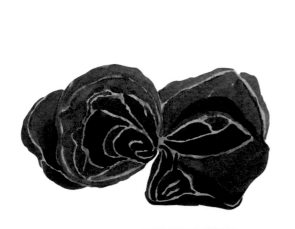

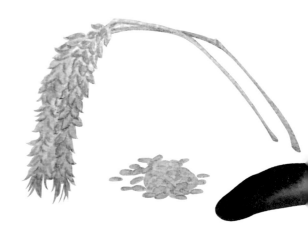

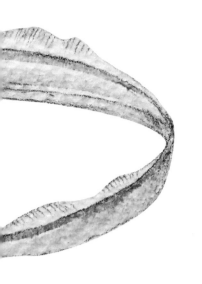

芒種

關鍵字：「端午節」
宜　食：「薏仁＋紅豆」
慎　防：「暑濕」、「傷風」
保　健：「溫泉浴」

芒種過後，意味著氣溫逐漸升高，暑熱即將來襲。這樣的天氣狀況，使得熱傷風和季節性傳染病防不勝防。當悶熱難耐時，心臟負荷會逐漸增加，加上夜間睡眠品質不良，成為心腦血管疾病的好發期。

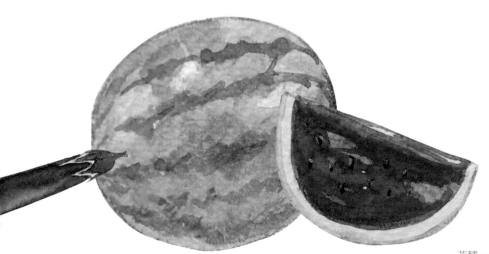

芒種篇

周醫師健康加油站

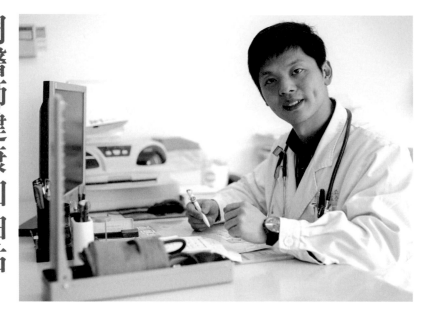

芒種節氣，慎防熱傷風和季節性傳染病

芒種節氣，在進入現代社會後，與我們生活最貼近的關鍵字便是是「端午節」了。提到端午，大家腦海中浮現的一定是粽子，此外可能還有梅子、桑椹等當令水果…這些都是讓人感到幸福的美食畫面。相反的，也會有讓人不開心的畫面，那便是陰雨綿綿的黃梅天。「黃梅時節家家雨」，滴滴答答，彷彿永遠下不完。而曬不乾的衣物上，總是飄散著一股霉味，即使白娘子也會難以忍受這樣的悶熱與潮濕。

「減酸增苦」以補腎助肺，調理胃氣

芒種過後，意味著氣溫逐漸升高，暑熱即將來襲。這樣的天

氣狀況，使得熱傷風和季節性傳染病防不勝防。當悶熱難耐時，心臟負荷會逐漸增加，加上夜間睡眠品質不良，成為心腦血管疾病的好發期。

從中醫的觀點來看，我們需要在飲食上「減酸增苦」，才能補腎助肺，調理胃氣。而端午節包粽子用的葦葉與荷葉，具有清熱解暑作用；糯米餡可益氣、生津、清熱；紅棗和栗子更是解暑的佳品。所以端午節吃粽子，可說是古人的一種養生智慧。但是對於老人、兒童，或是有糖尿病、胃腸道疾病的患者而言，仍應慎食為宜。

薏米＋紅豆──除濕、補心、清熱、健脾胃

另外，在芒種節氣「瓜族」當道，俗話說「春吃芽、夏吃瓜」，像是：苦瓜、黃瓜、絲瓜、冬瓜、櫛瓜、木瓜、西瓜、香瓜……最好一個都別錯過！在粗糧的部分，向大家推薦「薏米＋紅豆」，既能除濕又能補心，還具有清熱、健脾胃的效果。

日常保健方面，推薦可行「溫泉浴」。由於盛夏將至，自然界陽氣旺盛，而人體內的陽氣也達到高峰。此時皮膚腠理開泄（皮膚、肌肉的紋理或汗孔張開），在浸泡溫泉浴時，能讓大量礦物質經由皮膚滲入體內，加強新陳代謝，促進排毒養顏。若是使用藥浴，還能讓藥物滲入穴位經絡，達到舒通經絡、活血化瘀、祛風散寒、清熱解毒、祛濕止癢等多重效果。

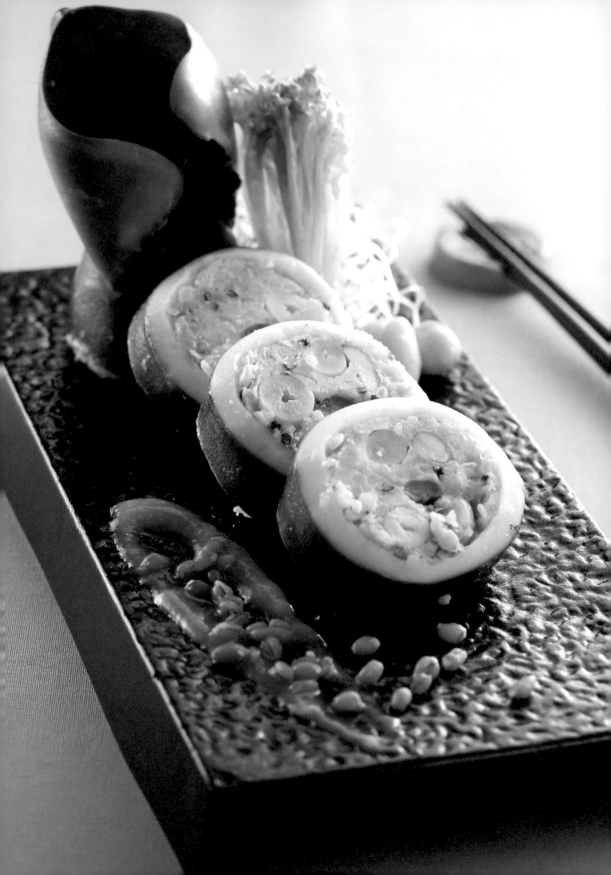

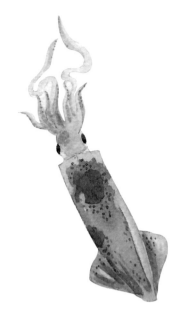

主菜（2人份）

白果麥仁中卷米糕

材　　料　　中卷1尾、燕麥1/2量米杯、
　　　　　　　蘆筍1根；白果、眉豆…各6顆

調味料　　鹽巴、胡椒…各少許

作法

1.　燕麥預先蒸熟。白果、眉豆先燙熟。
2.　將作法1拌勻後，加入少許鹽巴、胡椒調味。
3.　中卷洗淨，去除內臟後，將作法2塞入。
4.　放進蒸籠，以高溫大火蒸約25分鐘，取出放涼後切片
　　享用。

 周醫師健康好周到

有句俗諺說：「芒種芒種，少吃肉、多吃飯。」因為這段時
期進入了所謂的「梅雨季」，天氣又濕又熱，人也容易四肢
無力，食欲不振。為了調節身體平衡，可以選擇清淡飲食，
從五穀精華當中，得到最理想的營養補給，讓你的身體在芒
種節氣健康沒負擔。

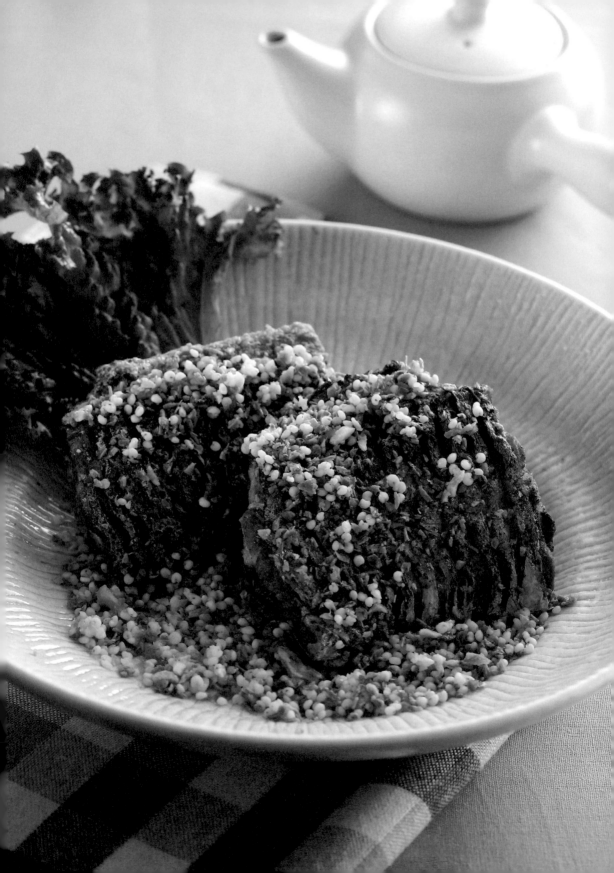

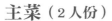

主菜（2人份）

小米蒜酥白帶魚

材　料　白帶魚2片、小米1/2量米杯

調味料　蒜瓣、胡椒鹽少許

作法

1. 小米預先蒸熟。蒜切末。
2. 取新鮮白帶魚，先在魚肉上輕輕劃幾道斜刀口。
3. 熱油鍋，將白帶魚兩面煎過、定型後取出備用。
4. 用鍋內餘油炒香蒜末和小米，待呈金黃色酥脆狀後，再加入作法 3 的白帶魚同煎，讓白帶魚吸收了蒜頭的香氣。
5. 盛盤後，灑上少許胡椒鹽調味即可。

 周醫師健康好周到

過去我們常常會推薦利用**小米**來熬粥的作法，但是這道料理別出心裁，把**小米**和蒜蓉炒到酥脆，彷彿爆米花的口感，再搭配乾煎**白帶魚**享用，不但營養豐富，口感也讓人為之驚艷。

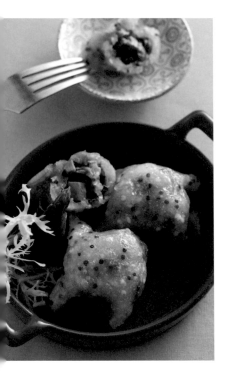

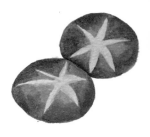

副菜（2 人份）

紅藜野筍素蒸果

| 材　料 | 香菇 2 朵、杏鮑菇 1 根、筍 1 支、紅藜麥 1 小匙、澄粉 1/2 量米杯、太白粉（或地瓜粉）1 小匙 |

調味料　素蠔油…少許

作法

A　內餡的部分：

1. 香菇、杏鮑菇、筍…切小丁，燙熟。
2. 加入少許太白粉（或地瓜粉）、素蠔油攪拌均勻，備用。

B　外皮的部分＋組合：

1. 澄粉加入熱水拌成團狀（澄粉：水 =1：1.5）。
2. 加入紅藜麥後反覆揉桿，請先搓成長條狀，然後分切成均等小粒，最後再以桿麵棍桿製成圓形麵皮狀。
3. 將 A 內餡包入作法 2 的麵皮中，中大火蒸約 6 分鐘即完成。

 周醫師健康好周到

這道素蒸果，是使用以**紅藜麥**和地瓜粉揉製而成的麵皮，取替了傳統白麵皮，不僅口感Ｑ彈，而且食材也更健康。以**筍**和**菌菇**製成的餡料，符合芒種時節「減酸增苦」的養生需求。整道料理粗糧細做，口感精緻，還兼具體內環保的效果。

副菜（2人份）
五穀雜糧粽

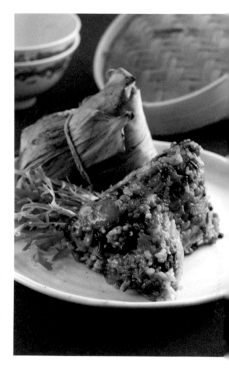

材　料　五穀米 1 量米杯、
粽葉與粽繩各 2 份

調味料　紅麴醬 2 大匙、鹽 1 小匙、
麻油 1 大匙、香菇粉 1 小匙

作法

1. 五穀米預先蒸熟。
2. 在作法 1 中，加入紅麴醬、鹽、麻油、香菇粉拌勻後，包進粽葉裡。
3. 放入蒸籠中，大火水滾後，轉中小火蒸 30 分鐘即可。

美味小訣竅

可以一次做多一點的份量，放涼後置入冷凍庫中保存，想吃的時候再取出蒸熱即可，方便美味又具有飽足感。

　周醫師健康好周到

粽子是芒種時節的養生料理，同時也是端午節必備的食物。包粽子的葦葉與荷葉可清熱解暑，主料以**五穀米**替代傳統單一糯米，既保留了糯米益氣、生津、清熱的作用，也提供了更為豐富的營養。另外，還可以再加入紅豆、綠豆、紅棗、栗子等消暑食材，讓健康美味更上一層樓。

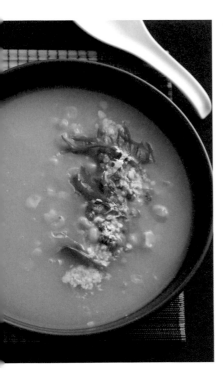

湯品（2人份）
五穀粉玉米濃湯

材　料　玉米粒、玉米醬…各1罐、
蕎麥仁1大匙、五穀米1大匙、
雞高湯500cc、生菜葉少許

調味料　鹽巴、胡椒…各少許

作法
1. 五穀米、蕎麥仁預先蒸熟。
2. 在調理機中加入雞高湯、1罐玉米醬和1/3罐的玉米粒，一同打成汁。
3. 將作法2倒入鍋中煮開，加入剩下的玉米粒、五穀米、蕎麥仁、五穀粉拌勻。
4. 以少許鹽巴、胡椒調味，再點綴綠色生菜葉即完成。

 周醫師健康好周到

這道以**玉米**為主角，並添加**蕎麥仁、五穀米**等粗糧所熬煮出來的湯粥，最適合目前因暑熱悶濕而不思飲食的狀況。不但營養豐富，而且兼具清淡、容易消化、清熱解暑等優點。

飲品（2人份）

薏仁綠豆荔枝露

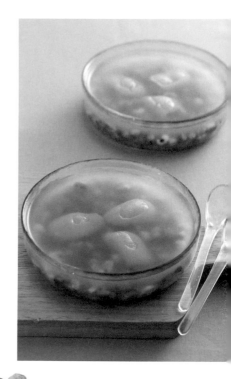

材　　料　　荔枝 6 顆、薏仁 50g、綠豆 50g

調味料　　冰糖適量

作法

1. 薏仁、綠豆加水煮 30 分鐘。
2. 待薏仁釋出黏稠感後，加入冰糖調味。
3. 荔枝剝好皮，放入碗中，加入作法 2。
4. 放進蒸籠裡以小火燉煮 10 分鐘即完成。

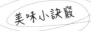

美味小訣竅

荔枝肉用燉煮的方式，口感比較不會乾柴。且綠豆、薏仁去水又降火，
可平衡荔枝的燥性，冰涼後享用格外美味，讓人暑氣全消。

 周醫師健康好周到

薏仁性味甘淡、微寒，含有維生素 B₁ 和多種胺基酸，是清除體內濕毒的
好食材，能利腸胃、消水腫、健脾又益胃。而**綠豆**亦食亦藥，可用以清
熱解毒、消暑、利水、治暑熱煩渴、水腫等，做成飲品享用最是消暑。
也可以將**綠豆**替換成**紅豆**，享受不同口感，一樣健康美味。

粗糧煮意——粗糧細做、中菜西吃的概念，讓家庭味成為一道道具有療癒效果的對症家常菜。回家與親人分享有愛、有溫度的食物，回歸身心靈全方位平衡，我愛「鴻食代 Home Style」！

・P139 小米蒜酥白帶魚

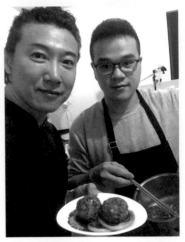

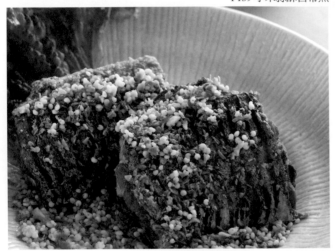

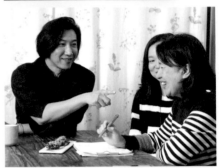

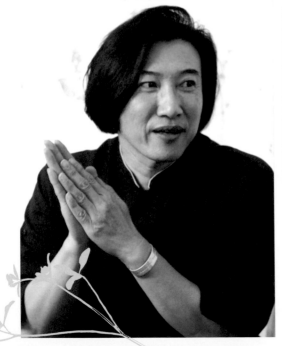

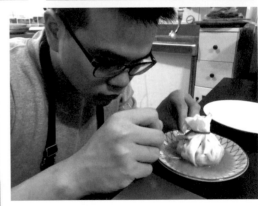

「粗糧煮意」，煮的是什麼意？
煮的是「創意」和「心意」。
讓你愈吃愈有味，邊吃邊療癒，
這就是我們想要傳達的美好心意！

・ P142 五穀粉玉米濃湯

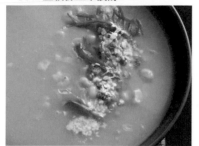

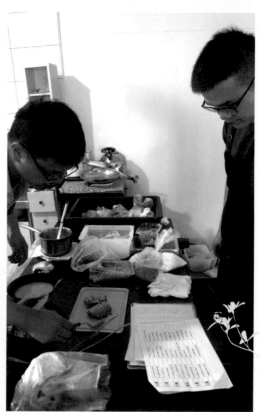

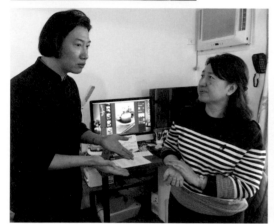

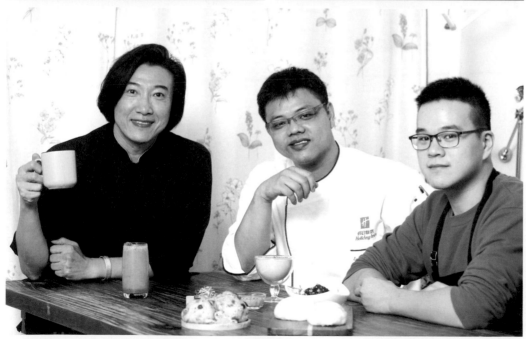

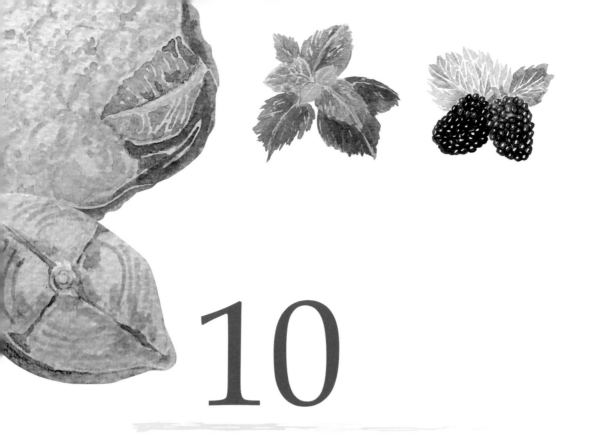

10

夏至篇

國曆 6 月 20 日～6 月 22 日

「夏至東風搖，麥子水裏撈」

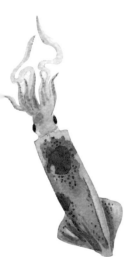

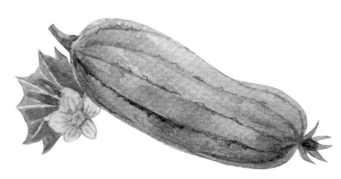

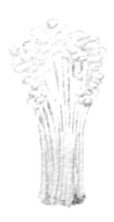

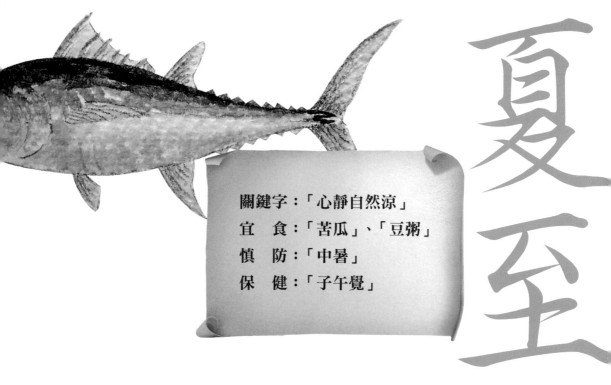

關鍵字：「心靜自然涼」
宜　食：「苦瓜」、「豆粥」
慎　防：「中暑」
保　健：「子午覺」

夏至

「夏至」是一年當中陽氣最旺盛的時候，「至」有「極」的意思，萬物壯盛到了極點、陽氣也壯大到達極致，成為一年當中黑夜最短、白晝最長的一天。然而物極必反，所以陰氣也從這一天開始滋長。養生之道，就是要順應天時，一方面保護陽氣，不要讓它過於旺盛而上火；一方面也要滋陰調息，養護心臟。

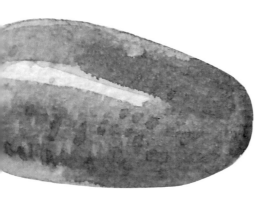

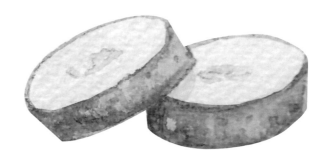

夏至篇

周醫師健康加油站

順應天時，保護陽氣；滋陰調息，養護心臟

「夏至」是一年當中陽氣最旺盛的時候，「至」有「極」的意思，萬物壯盛到了極點、陽氣也壯大到達極致，成為一年當中黑夜最短、白晝最長的一天。然而物極必反，所以陰氣也從這一天開始滋長。**養生之道，就是要順應天時，一方面保護陽氣，不要讓它過於旺盛而上火；一方面也要滋陰調息，養護心臟。**由於天氣高溫濕熱，若是在陽光下曝曬時間過長，尤其是後腦勺，就容易引發中暑危機。夏至晝長夜短，睡眠品質差，加上大量排汗，水份流失，使血液黏度上升、循環受阻，就容易誘發血栓、心肌梗塞、冠心病、中風等各種心腦血管疾病。

為了預防上述狀況發生，我們需要全方位調整生活作息。在

夏至前後最明顯的感覺除了疲乏燥熱、心悸氣短之外，食欲也會明顯下降，原因就是暑熱會傷害脾胃。所以**到了夏至節氣，養生關鍵在於「健脾養心」，飲食重點就是一個「苦」字——苦味食物具有除燥祛濕、清涼解暑、促進食欲等作用，而苦中首選當然就是苦瓜了！**另外，每日早、晚喝點粥，既能生津止渴，又能補養身體，保護陽氣。若在粥裡加入豆類同煮，更是具有消暑清熱的效果。

保健養生方面，宜行「子午覺」

運動方面，最好是選在清晨或傍晚天氣較涼爽時進行，不宜做過分劇烈的活動，因為大汗淋漓不僅傷陰氣也會損陽氣。雖然天氣炎熱，但仍不建議洗冷水澡，也不可以毫無節制地吹電風扇或吹冷氣，這樣容易引來風寒、濕邪的侵襲。

在保健養生方面，宜行「子午覺」。如果能在午時（11:00～13:00）打個盹，閉目養神休息一下，到了下午精神就會特別好。夏至陽氣旺盛，在保健養生方面，既要能夠保護陽氣，也要順應「陽盛於外、陰伏於內」的特點，使陰陽兩氣和諧順接。而子時與午時，是一天當中陰陽兩氣交接的時刻，在這兩個時間點的充足睡眠，最有利於身體順應陰陽兩氣相接的自然規律。所以在此提醒大家：「子」時之前一定要入睡，避免熬夜；「午」時也別忘了睡個午覺、打個盹，下午才能精力充沛、活力滿滿。

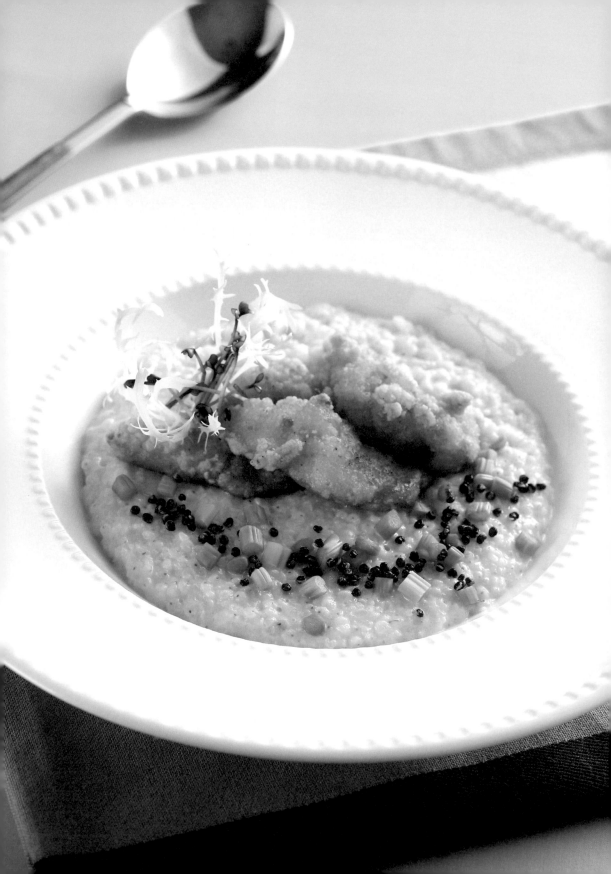

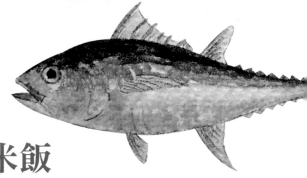

主菜（2 人份）
土魠魚起司小米飯

材　料　土魠魚 300g、小米 1/2 量米杯、蘆筍 3 根、
　　　　　　鮮奶油 1 大匙、起司絲適量、紅藜麥 1 小匙、
　　　　　　雞高湯 1 量米杯、地瓜粉 1 大匙

調味料　鹽巴、糖…少許

醃　料　胡椒、鹽巴…少許；米酒 2 小匙

作法
1. 小米、紅藜麥預先蒸熟。蘆筍燙熟切小粒。
2. 土魠魚切塊狀，用少許胡椒、鹽巴、米酒醃 10 分鐘備用。
3. 起油鍋，將作法 2 的土魠魚沾上地瓜粉炸熟。並用餘油
   將已預熟的紅藜麥也炸至酥脆。
4. 將小米加入雞高湯煨煮，至小米有黏稠度之後，加入鮮
   奶油、起司絲拌勻，最後再加入鹽、糖調味。
5. 盛盤後，上面擺放炸好的土魠魚塊，並灑上紅藜麥、蘆
   筍粒即可享用。

 周醫師健康好周到

這道料理具有地中海飲食的特色，使用天然**穀類**、**起士**、**土
魠魚**入菜，讓身體沒有太多負擔，可以安心享用。酥脆的**土
魠魚**、奶香濃郁的**起司**、滑順的**小米粥**，就像是美味三重奏
般，滋味絕妙，讓人一吃就上癮。

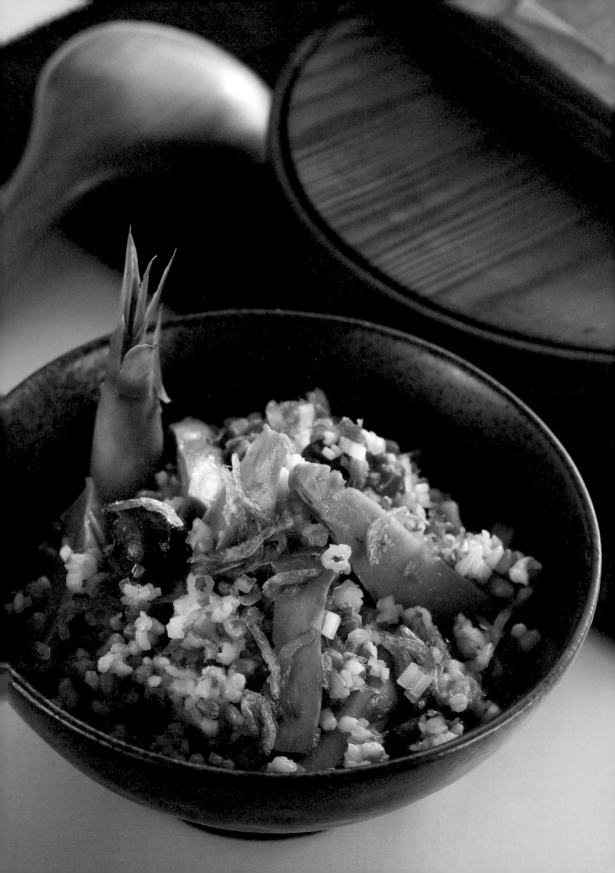

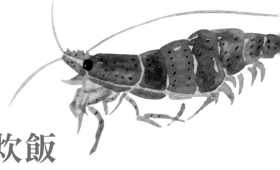

主菜（2人份）

櫻花蝦竹筍五穀炊飯

材　料　　櫻花蝦1大匙、五穀米1量米杯、竹筍1支、
　　　　　香菇3朵、杏鮑菇1根、芹菜1根

調味料　　素蠔油1大匙

作法
1. 竹筍煮熟後切成片狀。五穀米先浸泡1.5小時備用。
2. 杏鮑菇切片、香菇切絲、芹菜切丁。
3. 櫻花蝦先用少許油煸出香氣備用。
4. 將浸泡好的五穀米加入1.2杯水，放入電鍋裡，並加
   入竹筍片、杏鮑菇片、香菇絲、素蠔油蒸熟。
5. 起鍋後，加入櫻花蝦、芹菜丁拌勻即可。

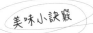 美味小訣竅

這道炊飯，雖然也可以像書中其他料理一樣，利用預熟過的五穀米調理，方法是起
油鍋將配料炒熟後再拌入熟五穀米、素蠔油同炒。但由生米開始炊煮，不但少油
煙，也更簡單、更美味哦！

 周醫師健康好周到

夏至節氣的飲食要訣是「苦」，要多吃帶有苦味的蔬菜，可
以幫助除燥祛濕、清涼解暑、促進食欲。在這款創意料理當
中，就使用到「**竹筍**」這種略帶苦味的蔬菜，可以幫助我們
對抗暑熱傷害。當**竹筍**遇見**櫻花蝦**，一個是山珍，一個是海
味，山珍海味，就是最棒的季節旬味。

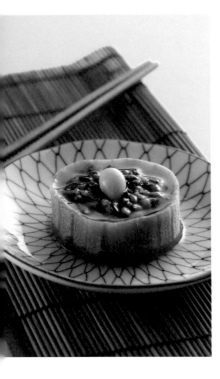

副菜（2 人份）

五穀米絲瓜盅

材　　料　　五穀米 2 大匙、絲瓜 1/4 條、
　　　　　　白果 2 顆、太白粉 1 小匙、
　　　　　　雞高湯 30cc

調味料　　鹽巴、胡椒…少許

作法

1.　五穀米預先蒸熟，並拌入少許鹽巴、胡椒
　　調味。
2.　絲瓜削皮切成環狀，將中心挖空，然後將
　　作法 1 填入，蒸煮 10 分鐘左右，即可取出
　　盛盤。
3.　高湯加入太白粉拌勻，加熱煮成芡汁，然
　　後以少許鹽、香油調味後，澆淋在作法 2
　　上面，並以一顆白果點綴即完成。

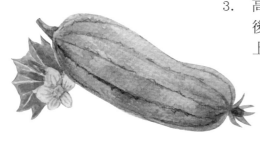

 周醫師健康好周到

絲瓜是全株皆可入藥的綠色保健蔬菜，有清暑涼血、解毒通便、潤肌美容
的效果，是夏至瓜族食物當道時不可錯過的食材。多吃絲瓜，可使皮膚潔
白細嫩，搭配五穀米更是相得益彰。

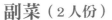

副菜（2人份）
越式紅藜櫛瓜春捲

材　料　越南春捲皮 2 張、蝦 4 尾、
　　　　　　櫛瓜 1 小段、聖女番茄 4 顆、
　　　　　　紅藜麥 1 小匙、五穀米 1 大匙、
　　　　　　五穀粉 1 大匙、小豆苗適量、
　　　　　　苜蓿芽適量

調味料　魚露 1 大匙、生辣椒適量

作法

A　沾醬的部分：
　　生辣椒切丁，加入 1 大匙魚露拌勻即可。
B　春捲的部分：
1.　五穀米、紅藜麥預先蒸熟。
2.　小豆苗、苜蓿芽洗淨瀝乾備用。聖女番茄對切。
3.　櫛瓜先用水煮過，冰鎮後切成薄片。蝦燙熟後剝殼，從中間片
　　開備用。
4.　越南春捲皮沾水後，就會變成柔軟有黏性的餅皮，然後將它鋪
　　在盤子上，加入適量的其餘材料，捲起後即完成。
5.　請將春捲搭配作法 A 的沾醬享用。

 周醫師健康好周到

這道料理以符合夏至節氣養生需求的食材，取代了傳統越式春捲的餡料。
櫛瓜、五穀米、紅藜麥、聖女番茄、小豆苗、苜蓿芽……五顏六色，豐富
的多樣性食材，滿足了夏至吃瓜和雜糧豆粥的養生需求。

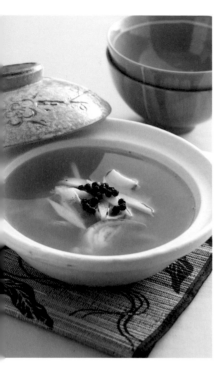

湯品（2 人份）

馬告薑絲小卷湯

材　料　小卷 6 尾、馬告 1 小匙

調味料　薑絲、鹽巴、米酒…各少許

作法

1. 新鮮小卷洗淨備用。
2. 馬告、薑絲、米酒加入清水中煮 5 分鐘。
3. 待薑絲出味後，再把小卷加入湯中同煮 5 分鐘。過程中，請將小卷煮出來的浮泡撈除乾淨。
4. 起鍋前，以少許鹽巴、米酒調味即可。

 周醫師健康好周到

夏季多食用湯水粥品，最有利於保健養生。這道湯品味道清爽鮮美、營養豐富。而原住民語為「**馬告**」的山胡椒，具有生津止渴、增強食欲、消解暑氣等功效，用在這道料理中更增添整體風味，有畫龍點睛之妙。

飲品（2 人份）
豆乳桑椹香瓜汁

材　料　香瓜 1 顆、桑椹半杯、
　　　　　鮮奶油 2 大匙、五穀粉少許

作法
1. 香瓜洗乾淨後切成小塊，用調理機打成果汁備用。
2. 用調理機將桑椹打成果汁，然後加入五穀粉，攪拌成果泥。
3. 將鮮奶油打發。
4. 取透明果汁杯，下層先加入桑椹果泥，中層加入香瓜汁，上層加入打發的鮮奶油，並灑上一些五穀粉即完成。

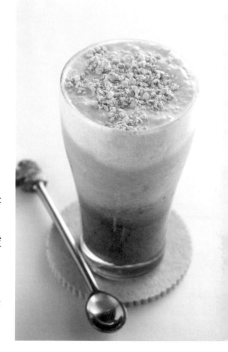

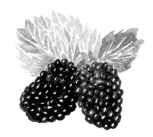

 周醫師健康好周到

遠在三千年前，中國人就已經開始種植桑樹，食用**桑椹**。醫書記載：「**桑椹**其味甘酸，性微寒，入心、肝、腎經，具有補肝益腎、生津潤腸、烏髮明目等功效。」而**香瓜**這種當令水果，也符合節氣「增苦嘗鮮」的養生原則，與**桑椹**搭配十分得宜，再加上**五穀粉**調和，營養更豐富也更有滋味。

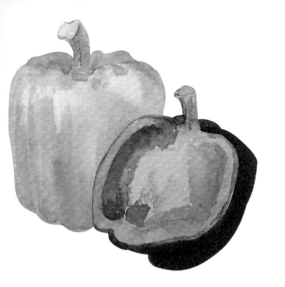

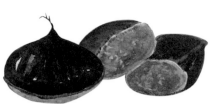

11
小暑篇

國曆 7 月 6 日～7 月 8 日

「幸有心期當小暑，葛衣紗帽望回車」

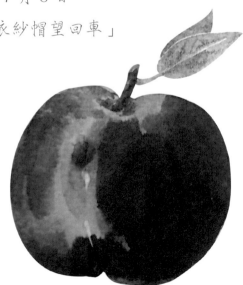

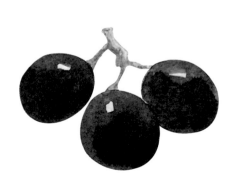

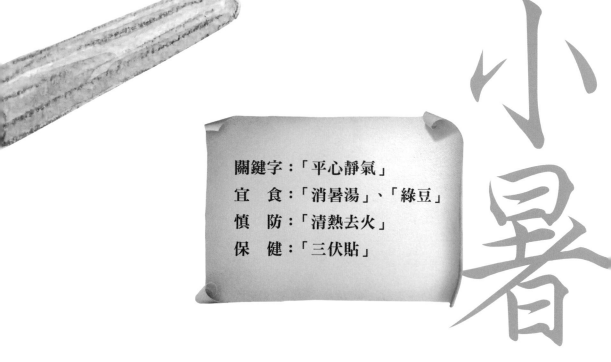

關鍵字：「平心靜氣」
宜　食：「消暑湯」、「綠豆」
慎　防：「清熱去火」
保　健：「三伏貼」

在小暑節氣的保健方面，中醫素有「冬病夏治」的說法，也就是在進入小暑節氣以後，由於大自然陽氣旺盛，而人體陽氣也達到四季高峰，此時肌膚腠理開泄，可選取穴位敷貼，最容易讓藥效經由皮膚滲入經絡，直達病處。

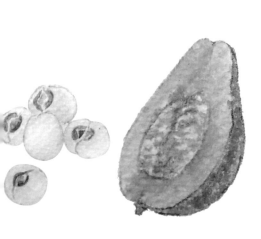

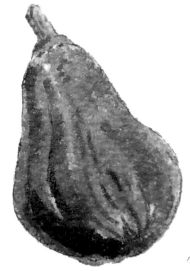

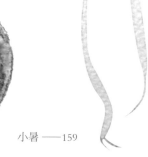

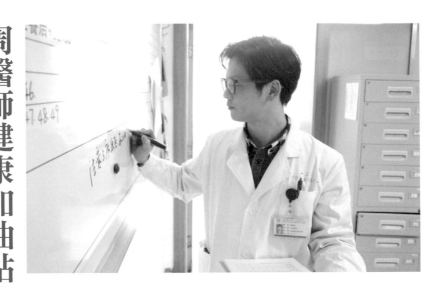

小暑篇

周醫師健康加油站

清熱去火，確保心臟陽氣旺盛

走過夏至，來到了夏季的最後兩個節氣：小暑和大暑，中醫稱之為「長夏」，也是大家經常聽到的「三伏天」。

俗語說：「小暑大暑，上蒸下煮」，這意味著我們步入了一年當中最熱的節氣。此時人體陽氣最為旺盛，到達頂峰。而陽氣在中醫裡又叫做「衛陽」或「衛氣」。這裡的「衛」是衛兵、保衛的意思，也就是說，陽氣好比人體的衛兵一樣，負責抵禦一切外邪，保障人體的安全。一個人只要陽氣旺盛，就比較不容易生病。然而困倦乏力、心煩意亂，幾乎是每個人處在這個節氣裡的共同感受，因此**要特別注意「清熱去火」，確保心臟陽氣旺盛，才能達到春夏養陽的目的**。努力做到「平心靜氣」，保持愉快穩定的心情，切莫因為煩躁上火，導致火上澆油，結果得不償失。

從西醫角度來看，小暑節氣仍是心臟疾病的好發時節，同時，胃腸道疾病、紅眼症等細菌感染病、空調病、中暑症的患者也不少。在炎炎夏日裡，「消暑」就成為我們在飲食上最渴望的需求，此時推薦可多吃綠豆，不僅能消暑，還兼具清熱解毒的效果；而百合、蓮子等食材，具有清心安神功效。薄荷茶、菊花茶、蓮心茶、金銀花茶、冬瓜茶、苦瓜茶、酸梅湯等，也都是夏日常見的消暑湯飲。俗諺說：「小暑黃鱔賽人參」，黃鱔的蛋白質含量高，營養豐富，還能補中益氣、補肝脾，是非常推薦的節氣食材。另外蛤蜊清熱解毒、滋陰明目，也是時令養生好食材。

冬病夏治的最佳良機

起居上宜晚睡早起，保健方面，**中醫素有「冬病夏治」的說法，也就是在進入小暑節氣以後，由於大自然陽氣旺盛，而人體陽氣也達到四季高峰，此時肌膚腠理開泄，可選取穴位敷貼，最容易讓藥效經由皮膚滲入經絡，直達病處。**所以此時是治療一些每逢冬季發作的慢性疾病（如慢性支氣管炎、肺氣腫、支氣管炎、過敏性鼻炎等）的最佳良機。冬病夏治最廣為人知的例子是「三伏貼」——顧名思義，就是在三伏天（「初伏日」、「中伏日」、「末伏日」，大致是在七月中旬～八月中旬）所進行的藥物敷貼治療，有各種「冬病」症狀的朋友不妨試試看。

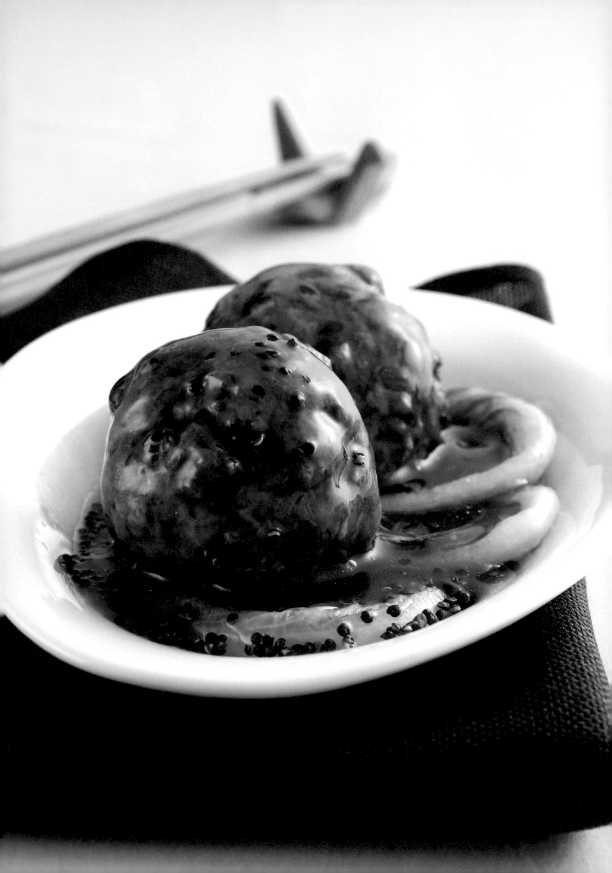

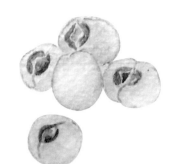

主菜（2人份）
糙米蓮子獅子頭

材　料　豬絞肉（肥瘦比例 2：8）300g、蓮子 50g、
五穀米 1 大匙、紅藜麥 1 小匙、雞蛋 1 顆、
雞高湯適量、青菜數根、太白粉 1 小匙

調味料　鹽巴 1 小匙、胡椒⋯少許；蠔油 1 大匙

作法
1. 蓮子、五穀米、紅藜麥預先蒸熟備用。
2. 青菜燙熟後，鋪於盤底備用。
3. 豬絞肉加入半顆雞蛋、鹽巴攪拌均勻後，拍打出彈性。
   然後加入作法 1，再多拍打幾次後，搓擠成圓球狀，並
   以小火炸至定型。
4. 把獅子頭加入雞高湯中煨煮 20 分鐘，取出盛盤。
5. 另取一些雞高湯，加入蠔油煮滾後，以太白粉水勾芡，
   澆淋在獅子頭上，並灑入少許紅藜麥即可。

 周醫師健康好周到

在炎熱的日子裡，很多人會感覺內心煩躁不安，此時我們可
藉由調整飲食，讓身體重新回到平衡狀態。像是在這道料理
當中，使用了**蓮子**這種食材，最具養心安神、滋補元氣的效
果。搭配**五穀米**、**紅藜麥**做成**獅子頭**，除了口感升級之外，
還可以補充能量，讓身體擺脫煩躁感。

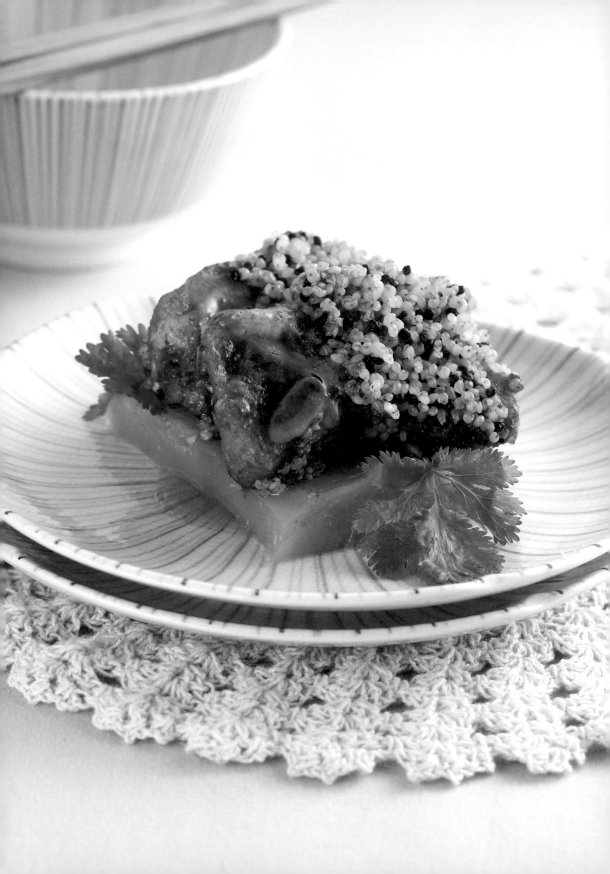

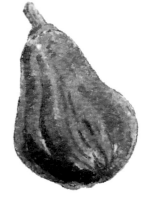

主菜（2 人份）

紅麴南瓜粉蒸肉

材　料　南瓜1/4顆、排骨200g、紅藜麥1小匙

調味料　蒸肉粉適量、紅麴調味醬 1 大匙

作法

1. 將排骨加入紅麴調味醬拌勻，放入冰箱中醃漬隔夜。
2. 南瓜洗淨，切塊狀。
3. 將醃好的排骨取出，均勻裹上蒸肉粉與紅藜麥。
4. 取一只空盤，將南瓜鋪在底部，排骨放在上頭，置入蒸籠中。大火水滾後轉小火，蒸約 40 分鐘即完成。

周醫師健康好周到

所謂「春吃芽，夏吃瓜」，在這道料理中，就使用到瓜族中的「**南瓜**」入菜，能幫助補中益氣、清熱解毒。另外，**紅麴**也是非常推薦的健康調味品，能幫助降血脂、降膽固醇、降血壓。用**紅麴**、**南瓜**搭配粉蒸肉，不但能消除暑熱，還有肉質的營養蛋白補充，是一道非常推薦的料理。

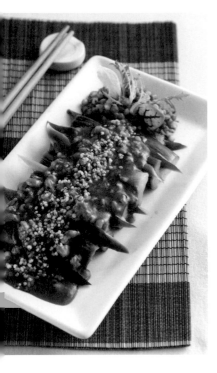

副菜（2人份）
糙米魚香茄子

| 材　料 | 絞肉 100g、茄子 1 支、
糙米 1 大匙、紅藜麥 1 小匙、
蕎麥仁 1 小匙、
雞高湯 1/2 量米杯、太白粉 1 小匙 |

| 調味料 | 蠔油 1 小匙、糖 1 小匙、
醬油 1/2 小匙、辣豆瓣醬 1 小匙；
胡椒、鹽巴…少許 |

作法

1. 糙米、蕎麥仁預先蒸熟。紅藜麥以少許油炸出酥脆感。
2. 茄子切成滾刀片，放入鹽水中汆煮後，取出瀝乾，排盤。
3. 絞肉先入鍋乾炒至顏色反白後，加入糙米、蕎麥仁續炒，再以蠔油、辣豆瓣醬、醬油、糖、胡椒調味。
4. 將雞高湯加入作法 3 中煮開，並以太白粉水勾芡後，澆淋在茄子上頭，並灑上紅藜麥即可。

 周醫師健康好周到

小暑養生講究「平心靜氣」，最忌暑熱煩躁導致心神不寧。在**糙米**中的米糠和胚芽，含有豐富維生素 B 群與維生素 E，不但可提高人體免疫力，還能幫助消除沮喪煩躁的情緒，使人再度充滿活力。

副菜（2人份）

南瓜乳酪醬佐雜糧麵包

材　料

A：高筋麵粉 300g、速發酵母 3g、鹽 6g、
　　細砂糖 12g、奶粉 6g、水 200cc

B：五穀米 1/2 量米杯（預熟後放涼）、
　　綜合堅果適量、奶油 12g

C：蛋白液、綜合堅果⋯適量

沾醬：南瓜 100g、鮮奶油 100cc、馬扎瑞拉起司
80g（作法：南瓜蒸熟去皮後，加入鮮奶油打成
汁，再加入馬扎瑞拉起司拌煮至融化即可）

作法

1.　先將材料 A 全部一起攪拌成糰，然後加入材料 B 的奶油繼續揉搓至表面
　　光亮。再將其餘材料 B 加入麵糰中，揉捏至材料均勻分布在麵糰之中。
2.　靜置 1 小時，待發酵至體積膨脹成原本的兩倍大。然後將發酵好的麵
　　糰再次揉捏整型，靜置 10 分鐘鬆弛。
3.　將鬆弛好的麵糰桿開，排除多餘空氣，然後再度揉成圓球狀。
4.　烤模內側先刷上一層薄薄的沙拉油預防沾黏，然後將麵糰放入中央，靜
　　置約 40 分鐘做二度發酵，待體積膨脹兩倍大即完成。
5.　於發酵好的麵糰表面，刷上一層蛋白液，沾取綜合堅果後置入烤箱。以
　　上火 200℃、下火 160℃烤 15 分鐘左右。取出後切片搭配醬汁享用。

 周醫師健康好周到

> 這道料理粗糧細做，把各種粗糧與白麵粉組合在一起，既能發揮高營養
> 價值的優點，又能改變粗糧口感不佳的缺點，兩者互補，1＋1＞2。

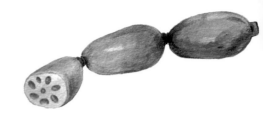

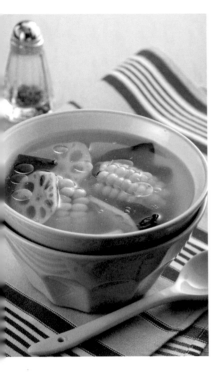

湯品（2 人份）

芡實玉米海菜蓮藕湯

材　料　　蓮藕半根、玉米 1 根、
　　　　　　芡實 1 大匙、海菜少許

調味料　　鹽巴、胡椒、糖…少許；
　　　　　　雞高湯 500cc

作法

1. 蓮藕切片、玉米切塊。
2. 取湯鍋將雞高湯煮開後，放入蓮藕、玉米、芡實，轉中小火續煮 20 分鐘。
3. 加入海菜續煮 3 分鐘。
4. 用少許鹽巴、胡椒、糖調味即可。

 周醫師健康好周到

小暑天氣炎熱，容易使人出現心煩不安、疲倦乏力等症狀。而這道湯品中的**蓮藕**，有清熱養血、除煩安神、改善睡眠的效果，可說是一帖天然良方。另外，**芡實**當中含有豐富澱粉、多種維生素、礦物質，可收斂鎮靜、補脾除濕。將上述兩種食材和**玉米**、**海菜**一起煮成湯品，營養豐富、味道鮮美，推薦給大家在炎炎夏日裡享用。

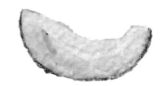

飲品（2人份）

芝麻五穀洋香瓜汁

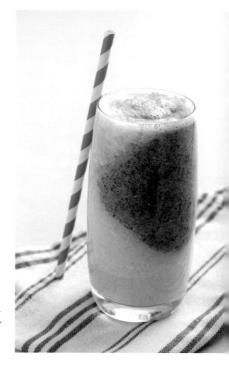

材　　料　　洋香瓜 1 片、五穀粉 1 小匙、
黑芝麻 1/2 小匙

調味料　　糖適量

作法

1. 洋香瓜可依個人喜好的甜度拌入一些糖，
再用調理機打成果汁後，分成兩份。
2. 取一份洋香瓜汁做為基底，加入五穀粉、
黑芝麻，用調理機打成具有稠度的芝麻五
穀漿。
3. 取透明果汁杯，先倒入另一份洋香瓜汁。
4. 然後上層再緩緩倒入芝麻五穀漿，即可做
出具分層視覺效果的飲品。

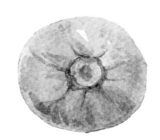

 周醫師健康好周到

芝麻、五穀均屬粗糧。在**黑芝麻**當中，含有豐富的不飽和脂肪酸、膳食纖
維與維生素E，具有抗氧化、益肝補腎、養血潤燥、烏髮的效果，是一種
兼具保健與美容效果的食材，與當令水果**洋香瓜**搭配，既美味又健康。

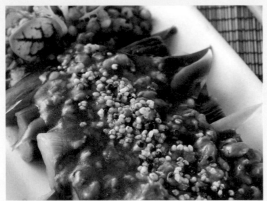

· P166 糙米魚香茄子

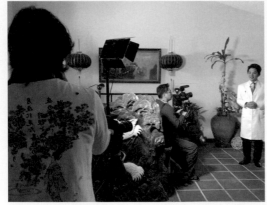

順利完成拍攝工作，除了感謝，還有滿滿的感動！喜歡有你們這群夥伴圍繞在身旁，看到你們努力打拚的模樣，總讓我相信明天一定會更好。

▼ 下圖由左至右，分別是：攝影師宗億、二廚阿泉、陳鴻、主廚小黑。

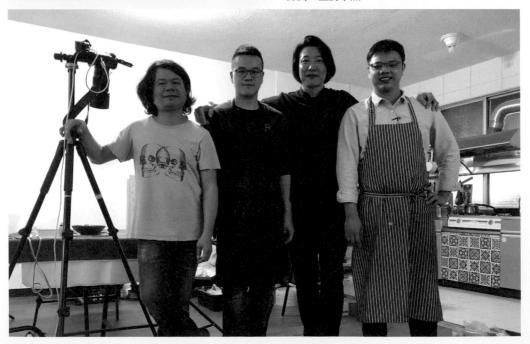

人生不用太複雜。切盤滷菜，撒把蔥花，
簡簡單單，就是最有滋味的小日子。

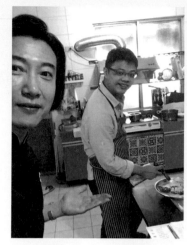

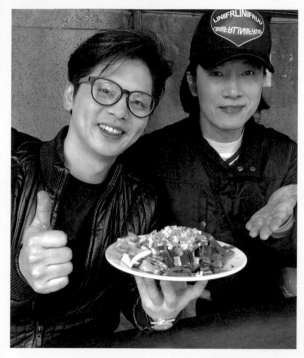

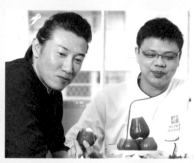

・ P165 紅麴南瓜粉蒸肉

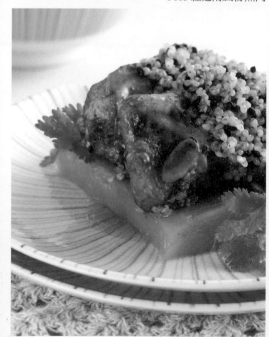

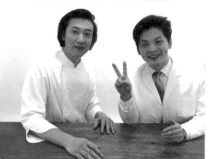

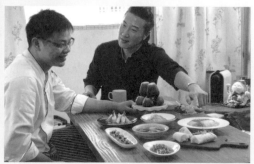

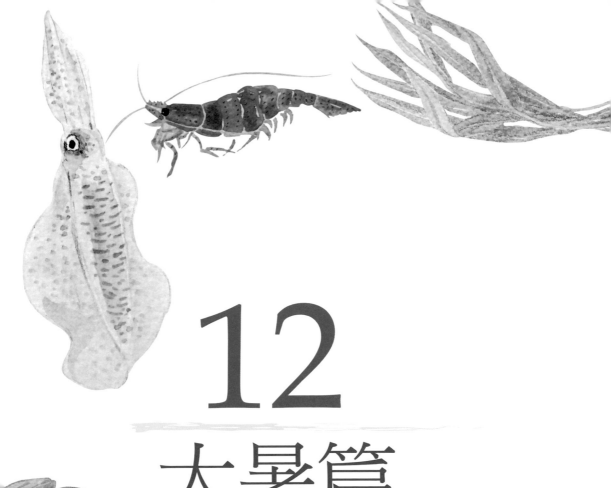

12

大暑篇

國曆 7 月 22 日～7 月 24 日

「小暑大暑，有米也懶煮」

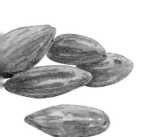

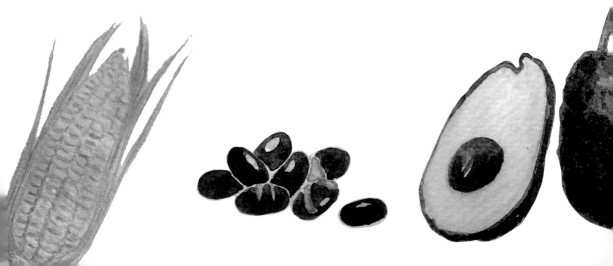

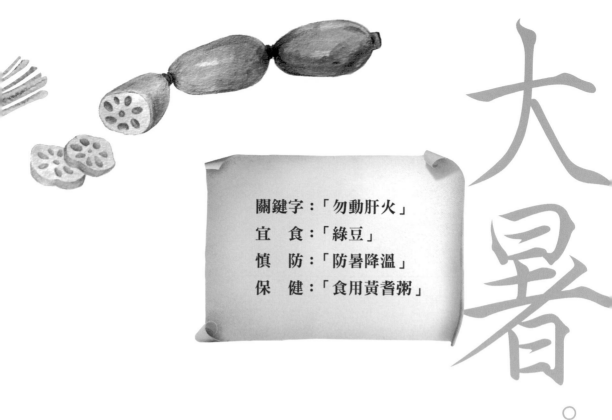

大暑

```
關鍵字:「勿動肝火」
宜  食:「綠豆」
慎  防:「防暑降溫」
保  健:「食用黃耆粥」
```

大暑節氣高溫炎熱,易動肝火,所以人們經常處於心
煩意亂、無精打采、思維紊亂、食欲不振、焦慮急躁
的狀態下,彷彿情緒也跟著一起「中暑」了!因此,
「防暑降溫」可說是平安度過大暑節氣的一帖特效藥。

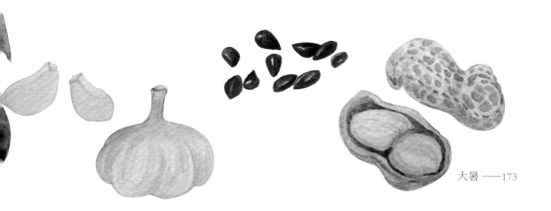

周醫師健康加油站

大暑篇

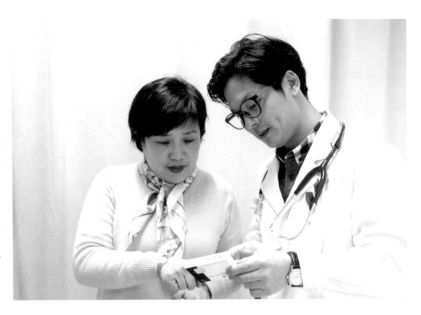

「防暑降溫」是大暑節氣的一帖良方

「烈日炎炎似火燒」，大暑正值中伏前後，是全年溫度最高、陽氣最盛的時節。此時心氣往往容易損耗，尤其是老人、孩童、體弱氣虛者，往往難以抵禦酷熱而導致中暑。此外，高溫炎熱，易動肝火，所以人們經常處於心煩意亂、無精打采、思維紊亂、食欲不振、急躁焦慮的狀態下，彷彿情緒也跟著一起「中暑」了！因此，**「防暑降溫」可說是平安度過大暑節氣的一帖良方。**

想要防治「情緒中暑」，就要做到心平氣和，勿動肝火。大暑時節每每大汗淋漓，且**暑易傷氣，加上胃腸功能低落，此時「吃粥」最能減少腸胃負擔**，像是：綠豆百合粥、西瓜翠衣粥、薏米小豆粥、茯苓山藥粥，都是相當推薦的粥品。其中，「綠豆」是當

之無愧的消暑之王，在大暑時節可以煮一鍋綠豆湯隨時享用。日常生活方面，要避免在烈日下活動，注意室內降溫，確保睡眠充足，多喝溫開水。想要散步或做運動，也請選擇在早晚溫度較低時進行。

食用「黃耆粥」補中益氣，增強免疫力

保健養生方面，宜食用「黃耆粥」補中益氣。煮黃耆粥時，要注意黃耆本身是不能直接吃下肚的，而是要把黃耆以中藥「三煎三煮」的方法熬成藥汁，然後用這個藥汁來煮粥。

步驟 1：取大約 30 公克黃耆，加入 10 倍清水浸泡半小時後，連同清水一起燒開，以中火煮 30 分鐘後，將藥汁瀝出備用。步驟 2：再加入等量清水燒開後，以中火煮 15 分鐘，再次瀝出藥汁。步驟 3：重複步驟 2 的動作。步驟 4：將煮過的黃耆藥渣撈出扔除。然後把三次煮好的藥汁全部倒在一起，放入約 100 克的白米，一起熬煮成稀粥即完成。

黃耆粥的補氣效果很強，最適宜早上食用。吃完之後，一整天都會感覺精神十足。在上述配方中，黃耆的用量並不多，搭配白米熬粥，屬於溫和平補的性質，在暑氣濕重的季節裡，大部分的人都可以吃上一點。特別是氣弱體虛的朋友，若能在三伏期間保持每天食用黃耆粥來補中益氣、增強免疫力的習慣，到了秋冬季節自然就不容易生病了。

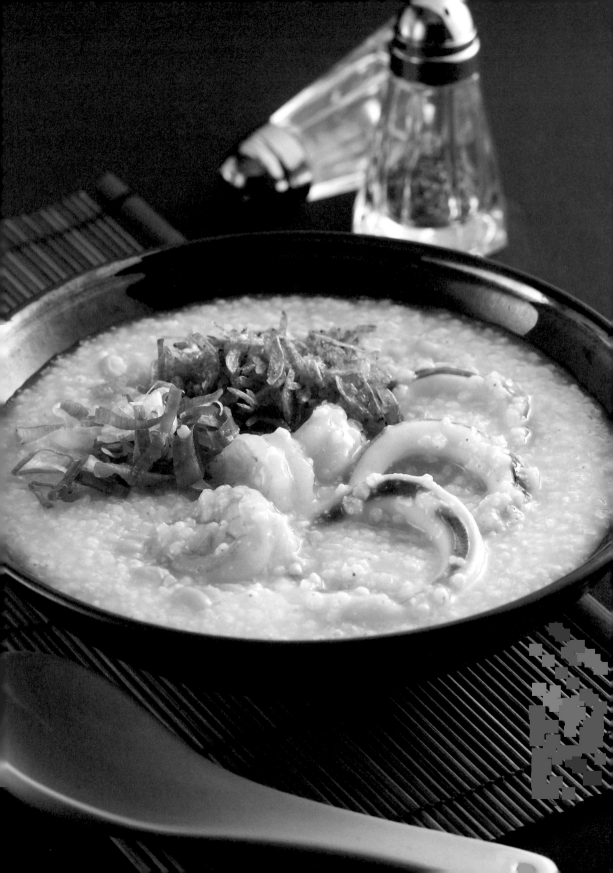

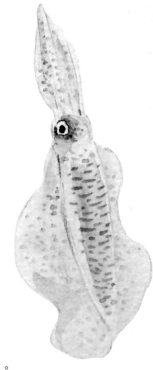

主菜（2 人份）

海鮮軟絲玉米黃金粥

材　料　　中卷 1 尾、蝦仁 100g、玉米粒 1 大匙、
　　　　　雞高湯 500cc、小米 1 量米杯、蔥 1 根、
　　　　　櫻花蝦適量

調味料　　鹽巴、胡椒…各少許

作法

1.　小米預先蒸熟。蔥切末。櫻花蝦先以少許油煸出香氣。
2.　蝦仁挑去腸泥，洗淨後瀝乾。中卷洗淨後切成圈狀。
3.　把處理好的蝦仁、中卷，加入雞高湯裡煮熟後，撈取出備用。
4.　將小米、玉米粒倒進雞高湯裡煨煮成粥，然後再加入煮好的作法 3 拌勻。
5.　加入少許鹽巴、胡椒調味，盛入碗中，並灑上蔥花、櫻花蝦即完成。

 周醫師健康好周到

時序進入大暑，在飲食的調理方面，需要多補充水份。此時我們可以吃一些粥品，像是這道海鮮軟絲玉米黃金粥，就結合了海味的鮮甜，**玉米**和**小米**的營養，再搭配上**櫻花蝦**的香氣，即使炎炎夏日，也能使人胃口大開。

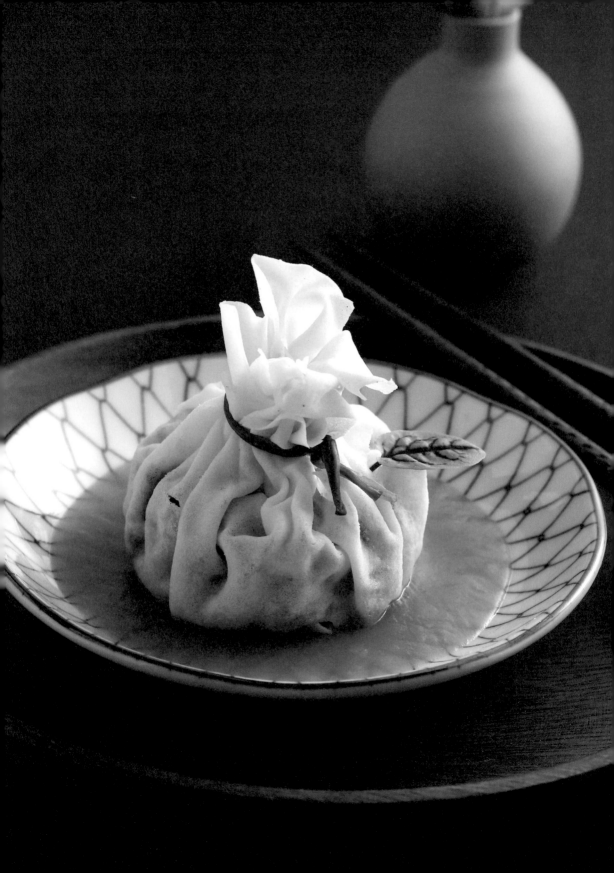

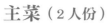

主菜（2 人份）

蓮藕花生糙米石榴包

材　料　　蓮藕 1/2 根、南瓜 1 小塊、花生 50g、
　　　　　糙米 1/2 量米杯、潤餅皮 2 張、雞高湯 500cc、
　　　　　水蓮梗 2 根、小片生菜葉 2 片

調味料　　鹽巴、胡椒…各少許

作法

1. 糙米、南瓜、花生預先蒸熟。蓮藕切成和花生大小相當的顆粒狀。
2. 將糙米、花生、蓮藕加入 400cc 的雞高湯中，煨煮至濃稠，並以少許鹽巴、胡椒調味，將湯汁收乾。
3. 取一空碗，先放進潤餅皮，然後包入作法 2，並以水蓮梗綁住封口。
4. 將蒸熟的南瓜壓成泥，加入剩下的雞高湯煮成醬汁後，鋪在盤子底部，再擺上作法 3，並以生菜葉點綴即可。

 周醫師健康好周到

蓮藕能補養氣血、養心安神。花生又名「長生果」，含維生素B6、泛酸、菸鹼酸以及多元不飽和脂肪酸，能幫助緩和情緒。糙米含泛酸、葉酸以及生物素，同樣能達到穩定情緒的效果。將這三種食材組合在一起，就像組成了一支「快樂陣線聯盟」——包在潤餅皮裡大口享用，感覺一切幸福美好盡在其中。

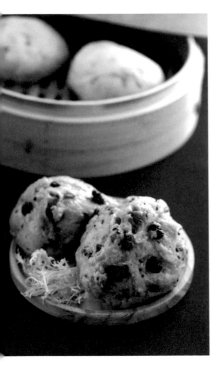

副菜（2人份）

五穀養生饅頭

材　料

A：五穀米 3 大匙、速發酵母 2g

B：中筋麵粉 200g、水 110cc、砂糖 10g、
　　橄欖油 10g、鹽 1/6 小匙

C：枸杞少許、黑芝麻 1/4 小匙、南瓜子 1 小
　　匙、葡萄乾（或蔓越莓乾）1 大匙

作法

1.　五穀米預先蒸熟放涼備用。材料 C 均分為
　　4 等份備用。

2.　將材料 B 全部和在鋼盆中攪拌均勻，再加
　　入材料 A，揉捍成不黏手的光滑麵糰。

3.　將麵糰整成圓形，然後用鋼盆或保鮮膜覆蓋，靜置發酵至體積
　　膨脹成原本的兩倍大（約 30 分鐘）。

4.　將麵糰揉搓成光滑長條狀，切成 4 等份。然後在每一份麵糰當
　　中，各加入 1 份材料 C，揉捏成圓形麵糰。

5.　蒸盤鋪上烘焙紙預防沾黏，然後將圓形麵糰放入蒸盤中排好，
　　靜置約 30 ～ 40 分鐘做二度發酵（體積再膨脹兩倍大）。

6.　水燒開後放入蒸籠當中，以小火蒸約 20 分鐘即可。

 周醫師健康好周到

這道五穀養生饅頭用料豐富，把五穀米、黑芝麻、南瓜子、枸杞、果乾與
白麵粉混合揉製，既能在成品中發揮粗糧高營養價值的優點，又能改變口
感粗糙的缺點，讓人一口就吃進各種穀類的營養精華。

副菜（2人份）
糙米魚汁空心菜

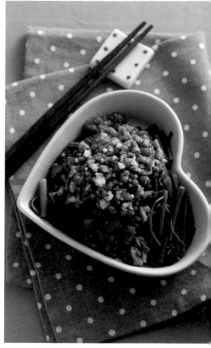

材　料　魚碎肉 100g、空心菜 1 把、
　　　　　糙米 1 大匙、蒜瓣 2 片

調味料　柴魚醬油 1 大匙、雞高湯 60cc

作法
1. 糙米預先蒸熟。空心菜燙熟盛盤備用。
2. 蒜末先入鍋爆香，加入柴魚醬油、雞高湯、魚碎肉一起煮 5 分鐘。
3. 加入糙米拌勻、吸附魚肉湯汁精華後，澆淋在空心菜上即完成。

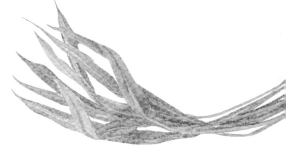

 周醫師健康好周到

糙米能幫助我們們在炎炎暑熱中消除沮喪煩躁的情緒，使人重新充滿活力。**空心菜**屬涼性蔬菜，適用於夏日清熱解暑，搭配**魚肉**口感清爽、營養豐富，鮮美的魚汁也非常下飯。

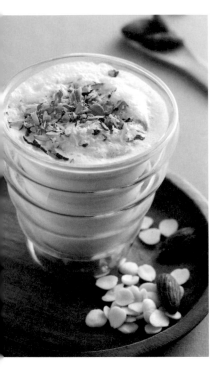

飲品（2人份）

杏仁五穀豆漿飲

材　料　南北杏仁 2 大匙、美國杏仁 5 顆、
五穀粉 2 小匙、豆漿 500CC

調味料　糖適量

作法

1. 豆漿中加入南北杏仁，用調理機打成汁。
   過濾掉殘渣後煮滾。
2. 在作法 1 當中，加入五穀粉拌勻增加濃稠
   感，倒入玻璃杯中待用。
3. 美國杏仁先烘烤過，然後用調理機打成碎
   顆粒狀，灑在作法 2 的表面即完成。
4. 喜好較甜口感者，可加入適量糖拌勻後即
   可享用。

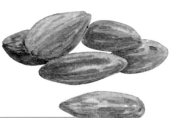

 周醫師健康好周到

這是一款極佳的大暑養生補鈣飲品。**豆漿**營養豐富，鈣含量高，尤其適合
因乳糖不耐症而無法飲用牛奶者。飲品中添加**五穀粉**、**南北杏仁**，讓味道
變得更豐富、更有層次，香氣和濃稠感也同步升級。建議可再加入**綠豆**，
更能收清熱解暑效果。

飲品（2 人份）

大麥決明子牛蒡飲

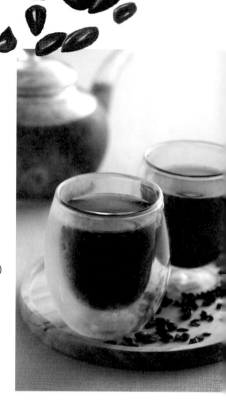

材　料　　大麥決明子茶包 1 份、牛蒡 1 支

作法

1. 將牛蒡清洗乾淨，切片，加水煮 30 分鐘，即為牛蒡汁。
2. 熄火後，放入大麥決明子茶包，悶泡約 20 分鐘即完成。

美味小訣竅

在中藥行可以買到大麥決明子的配方，老闆會用茶包幫你分裝好。回家後可以一次煮較多的量，用水壺裝起來保存在冰箱裡，要飲用前再加熱即可。

周醫師健康好周到

大麥是理想的保健食材，具有「三高二低」的特點——高蛋白、高膳食纖維、高維生素；低脂肪、低糖。在這道飲品中，**大麥**可以幫助消渴除熱、去除暑氣。**決明子**能清肝明目、潤腸通便。再搭配有改善體內循環、促進新陳代謝效果的**牛蒡**，堪稱為炎炎夏日的最佳補水良伴。

從阿鴻上菜到被譽為
華人之光、天才主廚的歷程

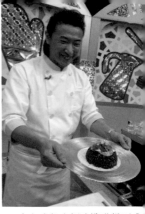

▲ 由台式魯肉飯改造升級而成
料理——「初戀的滋味」。
（照片／陳鴻提供

去年底，日本TBS電視台《ピラミッド・ダービー》節目邀請我參加「料理王」單元，這個節目媲美當年「料理鐵人爭霸賽」的21世紀創新版。工作人員透露，當天將邀請四組選手同台競技，分別是名主廚有坂翔太、田中夏奈、井上咲樂，他們都是日本廚藝界的佼佼者，擁有堅強實力以及廣大的粉絲群。而我則是從兩岸三地挑選出來的華人代表。

這實在太有趣，也太有挑戰性了！聽到這裡，我的鬥志已經熊熊燃起，當下便同意參與這場美食界的華麗競技。回首過去，我從台灣第一個美食節目「阿鴻上菜」出道以來，主持過各式各樣的行腳節目，很榮幸能藉由這次機會站在國際舞台，和年輕世代的後起之秀同場競技，一邊比賽，也一邊學習，讓自己回到「初心者」狀態——重新找回最初對料理充滿熱情的一顆心。

在這場競技中，為了反應參賽者實力以及評比公平性，每位選手都是錄影當下才知道題目。幸運的是，當天比賽的三道料理和食材，都是我有信心能駕馭的。我在第一道料理的白飯中，加入了墨魚汁，讓白米變身成黑米，然後再灑上祕密武器——來自阿里山信義鄉的梅子粉，一來可壓住墨魚

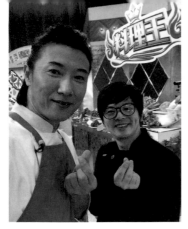
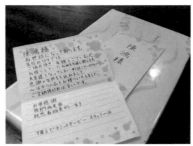

好友周祥俊醫師在食養文化創意上提供許多專業建議（左圖）。日本 TBS 電視台捎來的年節賀禮與感謝函（下圖）。
（照片／陳鴻提供）

原本的腥味，二來梅子可增添料理的風味，我將這道料理取名為「初戀的滋味」。一開始，評審看到這盤黑米不敢置信，還戲稱為「暗黑料理」。然而入口後，酸酸甜甜的好味道，讓人欲罷不能，從觀眾、來賓到導播，每個人都搶著想要吃看看。

第一階段的成功，為我帶來挑戰第二階段的信心。接下來的這段比賽，指定使用「蕎麥細麵」做為主材料，剛好能搭配我準備的祕密武器「紅麴米」——只要加入少許，就能把麵條染成美麗的桃紅色。為了融入養生效果，我特別捨白醬改以蓮藕粉取代，調配出口感濃郁又健康的醬汁。這道料理，我取名為「Pink Lady」，用以紀念紅遍兩岸三地的天籟歌后鄧麗君，因為她生前最喜愛的就是這種桃紅色。

紅麴的天然色素，為麵條染上了一抹胭脂，讓這道桃紅色的 Pasta，看起來既鮮艷又能引發食欲。藉由老祖先傳承下來的食養智慧，幫助我過關斬將，爭取到決賽門票。第三階段，我和日本帥哥主廚有坂翔太進入終極對戰。最後環節，我抽到「鯖魚罐頭」這種平價食材，彷彿是上天要考驗我能不能把經常掛在嘴邊：「給我對的，不必給我貴的」、「高品

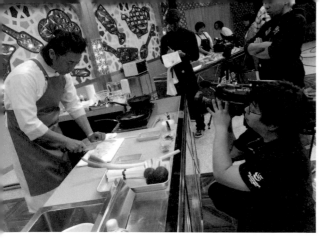
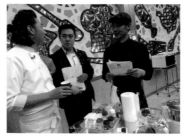

「料理王」單元拍攝現場。當天陳鴻
做為華人代表,與另外三位日本主廚
選手同台競技,氣氛緊張熱烈。

(照片/陳鴻提供)

味不用高消費」等主張,落實在這道料理上。靈機一動,我決定利用
台灣名產「淡水魚酥」為基底,把鯖魚、美乃滋調配成如同慕斯般滑
順口感的抹醬,最後再加入香菜去腥提味、調和鼎鼐。一口吃下,能
讓人感受到來自海洋的鮮味,我將它取名為「海的吐息」。想不到,這
道小品竟以平價美味取勝,意外打敗推出鵝肝醬料理的對手,獲得評
審團青睞,讓我幸運榮登「料理王」寶座。

緊張刺激的比賽落幕了,但直到第二天,我才回過神來,才突然
想到:「昨天在現場,萬一我輸了怎麼辦?」一般人都會怕死,但我感
謝自己與生俱來,就有一種「不怕死」的傻勁和衝勁。

演藝界前輩文英阿姨曾告訴我一則台語笑話:

有一個阿婆去坐雲霄飛車,一路上,

她不斷吶喊:「衝啊!衝啊!」

同車年輕人好佩服,問阿婆怎麼都不怕,還拚命喊「衝啊」?

阿婆說:「我哪裡不怕?我怕死了!

我是在叫我尪的名字:沖仔!沖仔!」

到了五十歲,還願意再傻一回、還有膽再衝一次,真的不容
易!我的阿Q精神,總是在關鍵時刻發揮作用,帶領著我往前衝。
「衝啊!衝啊!」不去試試看,挑戰一下,怎知最後結局會如何?!

國家圖書館預行編目資料

陳鴻上菜 粗糧煮意 / 陳鴻 , 周祥俊作 .
-- 初版 . -- 臺北市 : 遠流 , 2018.04
面 ; 公分

ISBN 978-957-32-8244-0（平裝）

1. 食療 2. 食譜 3. 養生

418.91   107003584

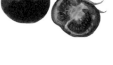

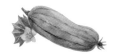

陳鴻上菜 粗糧煮意 綠蠹魚 YLH 19

作者／陳鴻 & 周祥俊

副總編輯／陳莉苓

特約編輯／林雅慧

行銷企畫／陳秋雯

版型設計／江儀玲

插圖繪製／利曉文

封面設計／平衡點

料理示範／郭家宇

攝　影／林宗億

發行人／王榮文

出版發行／遠流出版事業股份有限公司

100 臺北市南昌路二段 81 號 6 樓

郵撥／0189456-1

電話／2392-6899　傳真／2392-6658

著作權顧問／蕭雄淋律師

2018 年 4 月 1 日 初版一刷

售價新台幣 380 元（缺頁或破損的書，請寄回更換）

YLib 遠流博識網
http://www.ylib.com
E-mail: ylib@ylib.com

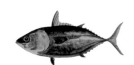
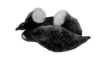
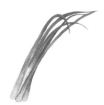

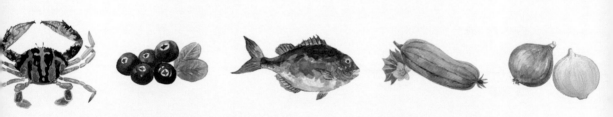

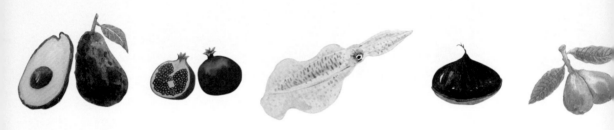

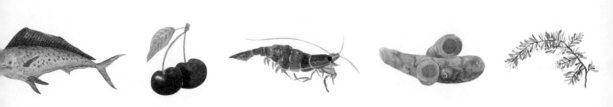

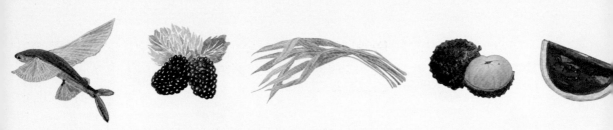